类风湿关节炎
患者教育与就医指南

类风湿关节炎防治 200 问

张剑勇 李博 罗新乐 ◎ 主编

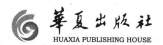

华夏出版社
HUAXIA PUBLISHING HOUSE

深圳市"医疗卫生三名工程"（Sanming Project of Medicine in Shenzhen）资助

项目编号：SZSM201612080

编委会名单

主　编　张剑勇　深圳市中医院

　　　　李　博　深圳市龙华区人民医院

　　　　罗新乐　深圳市龙华区人民医院

副主编　赵春梅　南方医科大学深圳学院

　　　　谢静静　深圳市中医院

　　　　许赤多　深圳市第二人民医院

编　委（以姓氏笔画为序）

　　　　许赤多　深圳市第二人民医院

　　　　李　博　深圳市龙华区人民医院

　　　　吴系美　深圳市龙华区人民医院

　　　　张剑勇　深圳市中医院

　　　　罗新乐　深圳市龙华区人民医院

　　　　赵春梅　南方医科大学深圳学院

　　　　贾二涛　深圳市中医院

　　　　谢静静　深圳市中医院

　　　　谭锦辉　深圳市龙华区人民医院

主编简介

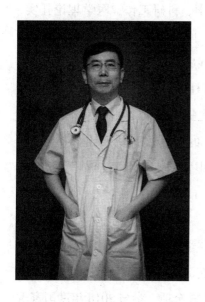

张剑勇，深圳市中医院风湿病科主任，主任中医师，教授，医学博士，广东省优秀中医，深圳市名中医，广州中医药大学第四临床医学院教授，博士研究生导师。中华中医药学会（风湿病）科学传播专家团队科学传播专家，深圳市医疗卫生"三名工程"中国中医科学院广安门医院姜泉教授风湿病团队依托团队负责人，广东省中医风湿病重点专科学科带头人。粤港澳大湾区中医药临床传承创新研究中心抗痛风联盟主席，深圳市中医药学会风湿病专业委员会主任委员，深圳市中西医结合学会痛风专业委员会主任委员。兼任中华中医药学会风湿病分会副主任委员，中华中医药学会免疫病分会副主任委员，世界中医药学会联合会风湿病分会常务理事兼副秘书长，世界中医药学会联合会中医药免疫分会常务理事，世界中医药学会联合会代谢病分会常务理事，海峡两岸医药卫生交流协会风湿免疫病学专家委员会痛风学组常务委员，中国中西医结合学会防治风湿病联盟副主席，中华中医药学会科普分会常务委员，广东省中医药学会风湿病专业委员会副主任委员，广东省中西医结合学会痛风专业委员会副主任委员等。

先后师从我国著名温病学家、陕西中医药大学郭谦亨教授、张学文教授和广州中医药大学刘仕昌教授、彭胜权教授，对岭南温病学的研究有较深造诣。后跟师广东省名中医李志铭教授数年，耳濡目染，获益良多；师承首届国医大师张学文教授，潜心研究"瘀痹学说"，悉得真传。更有幸拜师百岁国医大师路志正教授，成为路氏医门第三代传人。长期从事风湿病学的医疗、教学、科研工作，医学理论扎实，临床经验丰富，学贯中西，熟读古今，博采众长，开拓创新。擅长运用岭南医学理论和和瘀痹学说诊治风湿病，尤其对痛风、类风湿、系统性红斑狼疮、干燥综合征、强直性脊柱炎、骨关节炎、骨质疏松症、产后身痛等疾病诊治有独到见解。率先提出痛风"六高症"概念，把防治"三高"的实践提升到"六高"的新高度，研发出标本兼顾，虚实并举的"六高康"颗粒，适合脾虚肾弱，浊毒瘀滞的"六高症"患者长期服用。充分体现了中医"上工治未病、预防胜治疗"的大医理念。

积极开展学术交流、科学研究及科学普及工作，确定本学科学术发展方向。多次参加国内、国际学术交流。累计培养硕士、博士研究生30人。主持国家、省、市科研课题25余项，参与2018年度国家重点研发计划"中医药现代化研究"重点专项，累计获得科研经费540多万元，取得中华中医药学会科学技术进步奖2项，参与尪痹片、盘龙七片、问荆合剂等多项药物临床试验。公开发表论文100余篇，其中SCI 7篇。主编《风湿免疫疾病中医特色疗法》等著作25部，并参与类风湿关节炎、骨关节炎、痛风病证结合诊疗指南制定工作。

长期致力于科学普及风湿病知识，为构建和谐医患关系做出了卓越贡献，创建的深圳市中医院痛风爱心俱乐部，目前已拥有正式金卡会员近3000人。2015年10月，俱乐部成功举办了以"医患一家同心路，洒爱十载俱乐部"为主题的痛风爱心俱乐部十周年大型庆典活动，收到社会各界和媒体的广泛称赞，被誉为"医患关系的典范"。2000

多名会员代表在庆典上赠送给俱乐部创始人张剑勇博士一个镌刻着"悬壶济世"和广大会员签名的大葫芦，"葫芦博士"的雅号广为流传，成为仁心医术、医患和睦的一段传奇佳话。2017年又建立了"深圳市中医院爱心痛风俱乐部"APP、订阅号和公众号，能让病友及时获得深圳市中医院风湿病科门诊咨询和痛风及相关风湿病科普知识，在病友中广受好评。先后被中华中医药学会授予"全国首届百名中医药科普专家""全国优秀中医健康信使"和"全国中医药科学普及金话筒奖"称号，被广东省中医药局授予"广东省优秀中医临床人才"称号，深圳市卫健委授予"深圳市名中医"称号，并荣获2015年首届"深圳好医生"称号。

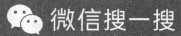

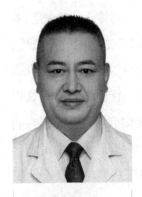

李博

主任医师 | 风湿免疫科

深圳市龙华区人民医院

李博，深圳龙华区人民医院风湿免疫科主任，主任医师，上海交大医学院硕士，南方医科大学博士。广东省中西医结合学会痛风专委会常委、广东省医师学会风湿免疫专业委员、深圳市医师学会风湿免疫专业副主任委员、深圳市中西医结合学会风湿免疫专业副主任委员、广东省药学会风湿免疫用药深圳专家组副组长。

在《中华风湿病学杂志》等核心医学期刊发表医学论文 20 余篇，主编《儿童风湿病学》及《肿瘤坏死因子 α 拮抗剂治疗类风湿关节炎》，译作《风湿病综合治疗》（副主译）。作为项目负责人，获得广东省医学科研基金立项课题 2 项及深圳市市级科研项目 5 项。

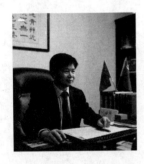

罗新乐，深圳市龙华区人民医院党委书记、院长，医学硕士，副主任医师。从事临床医疗及医院管理工作 20 余年；兼任广东省健康教育协会第三届理事会副会长、中国健康促进与教育协会第五届理事会理事、深圳市医师协会副会长、深圳市医学会第五届骨科专业委员会副主任委员、深圳市医学会第一届精准医学专业委员会副主任委员。

序

类风湿关节炎是我国最常见的风湿病之一，发病率约为 0.3%，由此估算，我们目前约有数百万类风湿关节炎患者。但是，目前尚无特异性的根治办法，部分未能规律科学治疗的患者最终会出现关节畸形，丧失部分劳动能力，或生活不能自理，甚至会有生命危险。类风湿关节炎严重威胁患者的身心健康，也给患者家庭和社会造成沉重的负担。

类风湿关节炎是一个慢性病，长期规律服药及复诊对控制病情十分重要。部分患者因为对疾病认识不足，不知道自己该如何配合医生进行治疗，不知道病情有变化时如何处理，往往会影响治疗的效果。因此，出版一本科普读物，向类风湿关节炎患者全面介绍病情，减轻患者的恐惧与焦虑，使患者能较好地配合医生进行治疗，加强理解和沟通，努力消除信息不对称现象，推动医患关系改善，是十分有必要的。

针对类风湿关节炎患者所关心的常见问题，采用一问一答的方式向读者介绍类风湿关节炎的相关知识，例如类风湿关节炎有什么临床表现，每次去看医生时应该做些什么准备，什么情况下可以确诊为类风湿关节炎，类风湿关节炎应该怎样治疗，治疗类风湿关节炎的药物都会有哪些不良反应，应该如何监测类风湿关节炎的病情变化，类风湿关节炎患者的预后怎么样，有没有权威的中医诊疗指南，中医食疗特色及预防措施等等，《类风湿关节炎患者教育与就医指南》一书均做了详细的介绍。

本书内容通俗易懂、精炼丰富、图文并茂，形式生动活泼，特别适合广大患者及其家属阅读。相信读了本书之后一定会有收获，能做到心中有数，明明白白的看病，享受正常人的生活。故乐以为序。

中华中医药学会风湿病分会主任委员

2020 年 4 月于北京

前　言

　　类风湿关节炎是一个周围关节受累为主的多系统、炎症性的自身免疫性疾病。目前临床上尚缺乏根治及预防本病的有效措施，有人称之为"不死的癌症"，说明其危害性非常大，如果不积极治疗，致残率很高。类风湿关节炎患者也不要过于担心，因为类风湿关节炎是可以控制的，经过合理、有效的治疗，类风湿关节炎患者也可以像正常人一样生活。但是类风湿关节炎的治疗是一个漫长的过程，需要医生和患者双方积极、良好的配合，才能在治疗上产生良好的效果。为了使类风湿关节炎患者能够更好、更多地了解类风湿关节炎的相关知识，我们精心编著了这本《类风湿关节炎患者教育与就医指南》。

　　这是一本综合性的生活用书，内容丰富，知识广博，突出了知识性、实用性，趣味性，不仅能为患者解决日常生活中的种种难题，还可帮助大家养成科学的生活方式。希望本书能够成为广大类风湿关节炎患者及其家属的良师益友，相信也是在校医学生和医学爱好者有益的参考书。

目　录
contents

目　录
contents

目 录
contents

目 录
contents

目 录
contents

第六章　用药不适须就医

目 录
contents

目 录
contents

第十二章　类风湿关节炎预防措施

目 录

contents

第一章 类风湿关节炎概述

1. 什么是类风湿关节炎?

类风湿关节炎(rheumatoid arthritis, RA)是最常见的风湿病之一,是一种全身性、自身免疫性疾病。RA以对称性的关节滑膜炎为病理特征,关节滑膜炎反复发作可形成血管翳,导致关节内软骨和软骨下骨的破坏,最后引起关节畸形与功能障碍。RA以女性多发,男女患病比例约1∶3。RA可发生于任何年龄,以30~50岁为发病的高峰。我国大陆地区的RA患病率约为0.2%~0.4%,低于世界平均水平(0.5%~1%)。

病程早期有关节红肿热痛和功能障碍,晚期可出现不同程度的关节僵硬、畸形,并伴有骨和骨骼肌的萎缩,极易致残。同时,部分患者还可出现心脏、肺脏、肾脏及神经等多个脏器及系统损害。类风湿关节炎患者血清中可查到自身抗体,因此认为本病是系统性自身免疫性疾病。

类风湿关节炎属于风湿性疾病的范畴,中医说的痹证或痹病和民间说的"风湿",泛指很多有骨关节、肌肉症状的疾病,类风湿关节炎只是其中的一种。

2. 类风湿关节炎的病因是什么?

类风湿关节炎的病因和发病机制非常复杂,类风湿关节炎是一种自身免疫性疾病，与人体免疫紊乱相关。免疫系统被誉为"人体卫士"，它对外防御各种细菌、病毒等病原体的侵袭，对内监控身体里出现问题的"叛乱者"并且动用多种手段平息"叛乱"。如果免疫功能出现故障，无法监控体内异常的"叛乱"细胞。在免疫紊乱的情况下，关节滑膜细胞不受监控、过度增生，同时产生多种炎性介质，浸润、破坏关节软骨及骨结构，最终导致关节畸形。总的说来，类风湿关节炎是一个与环境、细胞、病毒、遗传、性激素及神经精神状态等因素密切相关的疾病。目前研究认为以下几种不同的因素可能与类风湿关节炎的发病有关。

（1）感染因素：目前有实验研究表明，细菌感染可能与类风湿关节炎的发病有关，人体感染 A 组链球菌后，细菌细胞壁中的肽聚糖可能长期存在于体内成为持续的抗原，刺激人体产生抗体，发生免疫损伤而导致发病。另外，在动物实验中，支原体感染动物后，可以诱发与类风湿相似的关节炎，这就间接说明感染可能与类风湿关节炎的起病有关，但目前没有直接证据。

（2）病毒因素：类风湿关节炎与病毒，尤其是 EB 病毒的关系是国内外学者研究的热点问题之一。研究表明，EB 病毒感染所致的关节炎与类风湿关节炎不同，类风湿关节炎患者对 EB 病毒比正常人有更为强烈的反应。在类风湿关节炎患者的血清和滑膜液中可查出持续高度的抗 EB 病毒—胞膜抗原抗体，但到目前为止在类风湿关节炎患者血清中却一直没有发现 EB 病毒核抗原或壳体抗原抗体。

（3）遗传因素：RA 在某些家族中发病率高于普通人群。在控制了年龄和性别后，如果同卵双生子的一方患有 RA，则另一方患 RA 的相对危险性增加 8 倍，而异卵双胞胎患病的相对危险性仅增加了 2 ~ 3 倍。有研究发现，人类白细胞抗原 HLA-DR4 与 RA 发病有关，HLA-DRB 上的"共享表位"在 RA 的严重性方面具有重要作用。有研究还发现，70% 的 RA 患者中 HLA-DW4 呈阳性。还有研究发现一些细胞因子［重要的有肿瘤坏死因子 α（TNF-α）及白细胞介素 -1（IL-1）等］、炎症介质、趋化因子的基因多态性与 RA 相关。以上均提示遗传因素可能在 RA 发病中起重要作用。

（4）激素因素：研究表明，类风湿关节炎的发病率男女之比为 1：2 ~ 4，研究者观察到，类风湿关节炎患者在妊娠期病情减轻，长期服用避孕药的女性类风湿关节炎发病减少。此外，动物模型显示雌鼠对关节炎的敏感性比雄鼠高，雄鼠经阉割或用雌激素处理后，发生关节炎的情况与雌鼠相同，说明性激素在类风湿关节炎发病中起一定作用。

（5）环境因素：尽管还没有一种特殊的暴露因素被确定为 RA 发病的主要致病因素，但大量的环境因素已被证明可能与 RA 的发病有关。寒冷、潮湿、劳累、感染、营养不良、创伤、精神因素等，常为本病的诱发因素，但多数患者前常无明显诱因可查。尽管某些饮食可能会减轻 RA 患者的关节炎症表现（例如，以鱼油代替植物油），但没有研究显示饮食或事物添加剂是 RA 的潜在病因或预防因素。

3. 类风湿关节炎的发病机制是什么？

RA 的发病机制尚未完全明确，但目前普遍认为 RA 是一种自身免疫性疾病。具有特定遗传体质者，对外界环境因素、精神及内分泌因素等方面的刺激具有较高的易感性。当外界刺激致病因子被机体内巨噬细胞识别时，便产生 T 细胞激活及一系列免疫介质的释放，因而产生免疫反应，最终使 B 细胞和浆细胞过度激活产生大量免疫球蛋白和类风湿因子（RF）。免疫复合物形成并沉积在滑膜组织上，可激活补体，产生多种过敏毒素。局部由单核细胞、巨噬细胞产生的因子如

IL-1、TNF-α 和白三烯等，能刺激多形核白细胞移行进入滑膜。局部产生的前列腺素 E2 有扩血管作用，也能促进炎症细胞进入炎症部位，能吞噬免疫复合物及释放溶酶体，包括中性蛋白酶和胶原酶，破坏胶原弹力纤维，使滑膜表面及关节软骨受损。

4. 类风湿关节炎有哪些病理表现？

滑膜炎是类风湿关节炎的基本病理改变。滑膜炎急性期表现为滑膜充血、水肿及大量炎症细胞浸润，有时会覆有纤维素样沉积物，关节腔内会有包含中性粒细胞的渗出物积聚。滑膜炎的进一步发展是血管翳形成，其中除增生的成纤维细胞和毛细血管使滑膜绒毛变粗大外，还有淋巴滤泡形成，滑膜细胞也随之增生。血管翳可以自关节软骨边缘处的滑膜逐渐向软骨面延伸，被覆于关节软骨面上，一方面阻断软骨和滑液的接触，影响其营养供给，另一方面，血管翳中释放某些水解酶，对关节软骨、软骨下骨、韧带和肌腱中的胶原基质具有侵蚀作用，会使关节被破坏，关节功能逐渐丧失。

研究还发现，基质金属蛋白酶是 RA 关节破坏的关键介质，而核因子 -κB 受体活化因子配体（Recepter activator of NF-k ligand, RANKL）在关节破坏过程中具有重要的调节作用。值得注意的是，先前的研究表明在 RA 的起始阶段，关节滑膜就会表现出明显的异常。但后来的研究发现，不管在临床症状的哪一期，RA 的组织学表现都相似。对早期或晚期 RA 无症状的关节的组织活检也可发现淋巴细胞浸润。以上研究提示，目前利用症状持续时间来定义的早期 RA 实际上已经是一种慢性疾病。

因此，如需要对 RA 真正的早期病变进行评价，可能的话应在患者症状出现很早以前就开始评估。重症联合免疫缺陷（SCID）小鼠缺乏具有功能的免疫系统，可用于评价 RA 滑膜炎的生物学特点。TNF-α 是具有多种生物学活性的细胞因子，是 RA 中重要的致炎细胞因子，可在 RA 患者的关节滑液及血清中检出。通过原味杂交及免疫组化方法研究发现，TNF-α 在 RA 中主要是由滑膜巨噬细胞所产生。动物实验也支持 TNF-α 在炎性关节炎发病中具有重要作用。TNF-α 拮抗剂对 RA 治疗的有效性进一步证实了 TNF-α 在 RA 发病中的重要作用。

血管炎是 RA 关节外表现的病理基础，可发生在任何组织，累及中、小动脉和 / 或静脉，急性期用免疫荧光法可见免疫球蛋白及补体沉积于病变的血管壁。血管壁还可有淋巴细胞浸润、纤维素沉着，血管内膜增生可导致血管腔的狭窄或堵塞。类风湿结节是血管炎的一种特殊表现，见于约 10% ~ 20% 病例。常在受压或摩擦部位的皮下或骨膜上出现。类风湿结节的中心为纤维素样坏死组织，周围有上皮样细胞浸润，再外则为浸润着单核细胞的纤维肉芽组织。少数患者肉芽肿结节出现的内脏器官中。

5. 类风湿关节炎有哪些临床表现？

类风湿关节炎一般隐袭起病，病初可出现单个或多个关节肿痛，大多为手指和（或）足趾关节对称性肿痛，以近端指间关节、掌指关节、腕关节及足关节最多见，其次为肘、肩、踝、膝、颈、颞颌及髋关节等。远端指间关节及脊柱、腰骶关节极少受累。受累关节炎症导致充血水肿或渗液，使关节肿痛、压痛及僵硬。关节疼痛以夜间、晨起为主。急性发作期，关节普遍性肿胀，皮色微红，可有积液。慢性期则多呈梭形肿胀，伴或不伴有关节肌肉萎缩。疾病晚期常见关节畸形，如掌指关节脱位，手指向尺侧偏斜，近端指间关节过伸，远端指间关节屈曲形成鹅颈样畸形，掌指关节肿大屈曲呈"峰谷"畸形，指间关节严重屈曲呈"纽扣花"样畸形，膝关节外翻，肘、膝、踝关节纤维性或骨性强直畸形等。

有研究表明，部分 RA 患者在关节症状出现之前，血清中类风湿因子（RF）即可呈阳性。RA 的起病在冬天比在夏天多见。

约 55% ~ 65% 的患者通常在几周至几个月内隐袭缓慢起病，最初可能仅是表现为无寒战的低热、疲劳、不适、全身疼痛等非特异性症状，之后出现关节表现。除了关节症状，RA 的早期表现还可能会有受累关节周围的肌肉萎缩，导致患者开门、爬楼梯或进行重复动作时感觉无力。

少数患者还可以表现为在数天内即出现明显发热、关节肿痛及晨僵等症状的急性起病方式。与隐袭起病方式相比，急性起病的患者的全身症状与关节不对称性常表现得更为明显。值得注意的是，老年起病的类风湿关节炎（EORA）更容易急性起病，常以肩关节等大关节受累为首发表现，且多有发热、全身不适等伴随症状。对急性起病的患者的诊断应注意与感染相鉴别。

6. 类风湿关节炎有哪些关节表现？

类风湿关节炎的主要临床特点为对称性的多关节炎，以周围关节损害为主，表现为慢性肿胀、疼痛、晨僵及功能障碍，早期即有关节破坏，晚期导致关节畸形、强直和功能障碍。有研究表明，关节对称性受累可能与关节末梢神经终端释放的神经肽有关，如 P 物质等。应注意的是，虽然多数患者表现为对称性，但关节不对称的表现在临床并不少见。风湿热中的游走性关节炎现象在 RA 中非常少见。

（1）关节疼痛：为本病最突出的症状。慢性、对称性是其特点。

以夜间、晨间及关节起动时明显。

（2）晨僵：晨僵是指患者清晨醒后关节部位出现的发僵和发紧感，活动后这种感觉可得到明显改善。这个症状在 RA 中表现最为突出，可持续 1 小时以上，甚至整个上午。晨僵多在关节疼痛之前，与静止时炎症组织水肿液的积聚有关，活动可以促进血管及淋巴管吸收渗出的组织液，从而可以使晨僵症状缓解。RA 患者中的晨僵现象常常至少持续 30min 以上，以此可以与骨关节炎（Osteoarthris, OA）相鉴别。

（3）关节肿胀：关节周围均匀性肿大，少数可出现皮肤发红。

（4）活动障碍：早期关节肿胀引起的活动障碍，随着肿胀的消除，可以恢复；但是中晚期的关节畸形，可以丧失劳动能力，甚至生活不能自理。

（5）关节畸形：为本病的晚期表现。

（6）骨质疏松：在 RA 患者中相当常见，而且随病程延长发生率上升，这种表现，在没有使用激素治疗的 RA 中，也普遍存在。

7. 类风湿关节炎有哪些临床分型？

类风湿关节炎的起病方式可分为 3 种。①隐匿型：占类风湿关节炎的 60%～70%，典型起病常于数周或数月内逐渐起病，表现为掌指关节和腕关节的疼痛、肿胀和僵硬，可伴全身不适和乏力、低热、食欲不振、体重下降等。②急性型：占类风湿关节炎的 8%～15%，患者能明确指出症状出现的具体日期或在某几天之内，表现为对称性多关节肿胀、疼痛，活动受限，发热，淋巴结肿大等，病情往往较重。③中间型：占类风湿关节炎的 15%～20%，症状常在数日或数周内出现，介于隐匿型和急性型之间，周身症状比隐匿型患者多。另外，还有几种特殊的表现类型，如回纹型风湿病、费尔蒂综合征、成人斯蒂尔病等。

起病以后，一般按以下 4 种病程中的任何一种发展。①单次发作：病程持续数月至 1 年左右，以后病程缓解超过 3 年。②隐匿型：起病数月后转为隐匿型，关节症状较轻，不影响功能。③反复发作：在两次发作期间症状较轻或基本无症状④持续进展型：全病程中无明显缓解。总之，类风湿关节炎的起病方式和病程发展多种多样，如不重视，关节病变可持续进展，导致关节结构破坏、功能丧失。

8. 类风湿关节炎需要做哪些检查？

RA 患者可有轻至中度贫血，红细胞沉降率（ESR）增快、C 反应蛋白（CRP）和血清 IgG、IgM、IgA 升高，多数患者血清中可出现 RF、抗 CCP 抗体、抗修饰型瓜氨酸化波形蛋白（MCV）抗体、抗 P68 抗体、抗瓜氨酸化纤维蛋白原（ACF）抗体、抗角蛋白抗体（AKA）或抗核周因子（APF）等多种自身抗体。这些实验室检查对 RA 的诊断和预后评估有重要意义。

双手、腕关节以及其他受累关节的 X 线片对 RA 的诊断有重要意义。早期 X 线表现为关节周围软组织肿胀及关节附近骨质疏松；随病情进展可出现关节面破坏、关节间隙狭窄、关节融合或脱位。根据关节破坏程度可将 X 线改变分为 4 期（详见表 1-1）。MRI 在显示早期关节病变方面优于 X 线。近年已越来越多地应用到 RA 的早期诊断中。MRI 可以显示关节炎性反应初期出现的滑膜增厚、骨髓水肿和轻度关节面侵蚀，有益于 RA 的早期诊断。高频超声能清晰显示关节腔、关节滑膜、滑囊、关节腔积液、关节软骨厚度及形态等，彩色多普勒血流显像（CDFI）和彩色多普勒能量图（CDE）能直观地检测关节组织内血流的分布，反映滑膜增生的情况，并具有很高的敏感性。超声检查还可以动态判断关节积液量的多少和距体表的距离，用以指导关节穿刺及治疗。

表 1-1 RA 的 X 线分期

分期	影像学表现
I 期（早期）	1* X 线检查无骨质破坏性改变
	2 可见骨质疏松
II 期（中期）	1* X 现显示骨质疏松，可有轻度的软骨破坏，伴或不伴有轻度的软骨下骨质破坏
	2* 可有关节活动受限，但无关节畸形
	3 关节邻近肌肉萎缩
	4 有关节外软组织病变，如结节或腱鞘炎
III 期（严重期）	1* X 现显示有骨质疏松伴软骨或骨质破坏
	2* 关节畸形，如半脱位，尺侧偏斜或过伸，无纤维性或骨性强直
	3 广泛的肌萎缩
	4 有关节外软组织病变，如结节或腱鞘炎
IV 期（终末期）	1* 纤维性或骨性强直
	2 III 期标准内各条

*各期标准的必备条件（引自 JAMA，1949,140:659-662）。

9. 类风湿关节炎应如何诊断？

RA 的诊断必须依据详细的病史、体格检查及实验室检查的结果，并排除其他诊断。迄今没有任何一个单一的特征可以确诊 RA。目前临床上最常采用的 RA 诊断标准为美国风湿病学会（ACR）在 1987 年制定的 RA 分类标准（详见表 1-2）。应注意的是，不应该过早地将自限性滑膜炎诊断为 RA，因此诊断标准中需要有至少持续 6 周滑膜炎的客观证据。但是为了防止关节的不可逆性损害，RA 的诊断应该在滑膜炎开始的 2 个月确定或排除。

表 1-2　1987 年 ACR 修订的 RA 分类标准

标准	定义
1.　晨僵	关节内和关节周围的晨僵在最大改善之前至少持续 1h
2.　3 个或更多区域的关节炎	由医生观察到 14 个关节区（包括左或右近端指间关节、掌指关节、腕关节、肘关节、膝关节、踝关节、跖趾关节）至少 3 个关节区同时有软组织肿胀或积液（不包括骨性肥厚）
3.　手关节炎	在近端指间关节、掌指关节、腕关节中至少一个关节区出现肿胀
4.　对称性关节炎	同一区域的关节左右两侧同时受累（近端指间关节、掌指关节或腕关节双侧受累，但非绝对对称）
5.　类风湿结节	由医生观察到的位于骨突、伸肌表面、关节旁的皮下结节
6.　血清类风湿因子	任何方法检查显示血清类风湿因子含量异常，该检查方法在正常人群中的阳性率不超过 5%
7.　放射学改变	腕和手指关节出现典型的 RA 放射性改变，其中必须包括骨侵蚀或肯定的局限性脱钙或受累关节旁的明显脱钙（不包括单纯的骨关节炎改变）

注：满足 7 条中的 4 条则可诊断为 RA，诊断标准中 1-4 条必须持续至少 6 周。

　　RA 的早期诊断已成为临床迫切需要，上述的分类标准不能达到早期诊断的目的，而且分类标准不等于诊断标准。因此后来 ACR 和欧洲抗风湿病防治联盟（EULAR）联合制定的新的 RA 分类标准，即患者如果按下列标准评分 6 分或以上，则可明确诊断为类风湿关节炎。

　　（1）受累关节：1 个中到大的关节（0 分）；2 ～ 10 中大关节（1 分）；1 ～ 3 小关节（2 分）；4 ～ 10 小关节（3 分）；超过 10 个小关节（5 分）。

　　（2）血清学：RF 和抗环瓜氨酸肽（CCP）抗体阴性（0 分）；两个测试至少有一个是低滴度阳性。低滴度定义为超过正常上限，但不高于 3 倍正常值上限（2 分）；至少有一个试验高滴度阳性，如滴度超过3倍正常上限（3分）。

（3）滑膜炎持续时间：少于6周（0分）；6周或更长的时间（1分）。（四）急性期反应物：C反应蛋白和血沉均正常（0分）；C反应蛋白或血沉异常（1分）。

新标准除关节压痛和肿胀等常用指标外，纳入了更多的血液学指标，如抗CCP抗体、C反应蛋白和血沉，以帮助临床医生在患者关节出现不可逆性破坏前更早的确诊。新标准发布后，多个国家先后对其进行了验证，结果显示新标准对RA的诊断效力和准确性（以病程2年内患者为著）显著优于旧标准。值得注意的是，临床诊治RA患者应更多地依靠医生的临床经验，而不是所谓的分类标准。对于未满足该标准的患者，亦可以尝试给予积极的治疗。另外，还须对患者的病情进行密切监测，即使首诊时不符合分类标准，但在随访中亦可能满足标准而确诊。

在诊断RA时，要注意与相关疾病做鉴别。表1-3列出了需进行鉴别的相关疾病。

表1-3 相关疾病与RA鉴别要点

症状或体征	可能诊断
体温超过40℃	成人斯蒂尔（Still）病，细菌性关节炎，系统性红斑狼疮
发热先于关节炎	病毒性关节炎，莱姆病，反应性关节炎，成人Still病，细菌性心内膜炎
游走性关节炎	风湿热，淋球菌血症，淋球菌脑膜炎，病毒性关节炎，系统性红斑狼疮，急性白血病，惠普尔（Whipple）病
渗出大于疼痛（不成比例）	结核性关节炎，细菌性心内膜炎，炎性肠病，巨细胞动脉炎，莱姆病
疼痛大于渗出（不成比例）	风湿热，家族性地中海热，急性白血病，艾滋病（AIDS）

症状或体征	可能诊断
类风湿因子阳性	RA，病毒性关节炎，结核性关节炎，细菌性心内膜炎，系统性红斑狼疮，结节病，系统性血管炎，干燥综合征
晨僵	RA，风湿性多肌痛，成人 Still 病，一些病毒反应性关节炎
对称性的小关节滑膜炎	RA，系统性红斑狼疮，病毒性关节炎
白细胞增高（ $>15 \times 10^9$/L）	细菌性关节炎，细菌性心内膜炎，成人 Still 病，系统性血管炎，急性白血病
白细胞减少	系统性红斑狼疮，病毒性关节炎，干燥综合征
反复发作	莱姆病，晶体性关节炎，Whipple 病，地中海热，成人 Still 病，系统性红斑狼疮，复发性风湿病

10. 类风湿关节炎有哪些特殊的类型呢？

类风湿关节炎除了典型的类风湿关节炎以外，还有一些不是很典型的情况，这几种情况其实也是类风湿关节炎，只不过表现形式不同，医学上称为类风湿关节炎的特殊类型。

（1）未分化型关节炎。该病与类风湿关节炎同样表现为关节肿痛伴有晨起手脚僵硬，但是症状较轻，受累及的关节数较少，一般不超过 3 个，多数也不表现为对称性，单关节炎常见。各种血液学检查的指标如类风湿因子（RF）、血沉（ESR）、C 反应蛋白（CRP）、免疫球蛋白等，较典型的类风湿关节炎患者轻，X 片发现骨质改变也不严重。这类患者还未达到类风湿关节炎或其他风湿免疫病的诊断标准，可能是某一种疾病的早期阶段，可能随着病情的发展而演变成类风湿性关节或其他疾病。因此，这类患者需要定期随诊，进行血液学及放射学检查。

（2）血清阴性类风湿关节炎。"血清阴性"就是指血液中"类风湿因子阴性"，因此血清阴性类风湿关节炎是指"类风湿因子检查阴性"，但其他临床症状又符合类风湿关节炎诊断标准的一种类风湿关节炎。类风湿因子在类风湿关节炎整个病程中不是固定不变的，有些患者起初类风湿因子阴性，但随着病情的发展演变为类风湿因子阳性，有些患者是经过治疗后，类风湿因子由阳转阴。该病关节肿痛等症状常发生在肩、肘、膝等大关节，较少发生关节畸形。关节外受累的表现，如类风湿结节、皮肤血管炎、雷诺现象等也较少见。该类患者 ESR、CRP 的升高以及关节破坏也较类风湿因子阳性的类风湿关节炎轻。

（3）老年发作的类风湿关节炎。该病患者在年轻的时候关节都很正常，没有肿胀、压痛或者晨僵等症状，直至 60 至 65 岁才出现关节的症状，这种类风湿关节炎称为老年发作的类风湿关节炎。该病与年轻时就开始发作的类风湿关节炎在发病机制、临床表现以及治疗效果等方面明显不同。其发病机制可能是随着年龄的增加，一方面人体的免疫系统发生了变化，免疫平衡被打破，另一方面体内性激素（如雌激素、雄激素、黄体酮等）水平发生变化，也会产生不同于年轻人的身体情况。与年轻时发作的类风湿关节炎相比，该病常常急性起病，伴有明显的体重下降，以大关节受累为主，晨僵、关节活动受限和软组织肿胀较明显。虽然 ESR、CRP 等疾病活动的指标常明显升高，但类风湿因子常呈阴性。对于这类患者，常需要进一步检查类风湿关节炎的其他指标（如抗 CCP 抗体和 AKA 等）以明确诊断。

（4）血清阴性滑膜炎综合征。也称缓解性血清阴性对称性滑膜炎伴凹陷性水肿综合征，这个病名字听上去很拗口，但名称已基本概括了其特点。首先，血清阴性的意思是类风湿因子阴性；其次是对称性的滑膜炎也就是对称的关节出现肿胀、疼痛、僵硬；第三是有凹陷性水肿。该病好发于老年男性，起病突然，1 小时至几天之内出现上述症状，多于 6 至 18 个月内缓解，且不遗留关节损害，类风湿因子、抗核抗体等指标阴性。该病应用激素治疗效果很好，病情缓解后不易复发。

（5）回纹型风湿症：又称反复型风湿症，该病多见于 30 至 60 岁之间，以关节红、肿、热、痛间歇发作为特征。关节痛常于午后发作，发病突然，疼痛在几小时至几天达到高峰，可以突然缓解。间歇期无任何症状，发作无明确规律。该病反复发作，但不会发生明显关节损害，一部分患者可发展为典型的类风湿关节炎。对发作频繁，程度严重的患者可使用小剂量激素治疗。

（6）费尔蒂（Felty）综合征。该病除了有典型的类风湿关节炎症状外，还伴有脾脏增大和白细胞减少，同时常常出现皮肤色斑、下肢溃疡、全身淋巴结肿大、贫血和血小板减少等症状。Felty 综合征患者的关节受累程度比一般类风湿关节炎严重，多有骨侵蚀和畸形。脾大患者可导致贫血和血小板减少。白细胞减少则容易反复发生感染，感染部位以皮肤和呼吸道多见。实验室检查显示，类风湿因子和抗核抗体呈高滴度阳性，免疫球蛋白明显升高。

（7）成人斯蒂尔（Still）病。该病特点是以高热、一过性皮疹、关节炎为主要临床表现，伴有肝脾及淋巴结肿大，与 Felty 综合征不同的是该病的白细胞明显增高。患者表现为反复高热，并出现皮疹，皮疹随着热退后消失。关节症状较轻，肿痛也在发热时出现，随热退而缓解，一般不造成骨质和关节破坏。本病早期就可以出现淋巴结及肝脾肿大，转氨酶升高，部分病友可出现黄疸。在实验室检查方面，本病血清铁蛋白明显升高，可高出正常值高限 3 至 5 倍。该指标对该病诊断和疾病活动性评估有重要意义。另外，该病的抗核抗体、类风湿因子常阴性，若类风湿因子阳性，则提示可能发展为类风湿关节炎。

（8）幼年特发性关节炎。该病主要是指发病年龄在 16 岁以下，持续 6 周以上的关节炎。该病的临床表现多种多样，有些患儿可出现反复高热伴寒战、全身乏力、食欲减退、肌肉关节疼痛，并且出现皮疹和关节痛，热退后症状消失。有些则没有发热，仅表现为关节痛。幼年特发性关节炎可能发展为类风湿关节炎、强直性脊柱炎或其他风湿免疫疾病。部分患儿还会出现虹膜炎影响视力。实验室检查可见血液中白细胞、血沉、血清铁蛋白等指标于疾病活动时明显升高，类风湿因子阳性率低，部分患儿抗核抗体升高。

11. 类风湿关节炎应与哪些关节疾病相鉴别?

典型的类风湿关节炎诊断并不困难，但应注意与以下疾病进行鉴别。

（1）强直性脊柱炎：多为男性，发病年龄在 15 ~ 30 岁，与遗传因素有关，同一家族可有多人发病，90% ~ 95% 的强直性脊柱炎患者 HLA–B27 阳性，类风湿因子多为阴性，类风湿结节少见，主要侵犯骶髂关节及脊柱，易导致关节骨性强直、椎间韧带钙化。

（2）瑞特综合征：男性多见，发病年龄 20 ~ 40 岁，典型者具备尿道炎、关节炎、结膜炎三联征。

（3）银屑病关节炎：患者常伴有银屑病的皮肤损害，关节病变多发生在末端指间关节。

（4）系统性红斑狼疮：亦可出现关节炎，但无关节侵蚀性改变及骨质改变。

（5）痛风性关节炎：多见于男性，好发部位为跖趾关节，起病急骤，数小时内出现红、肿、热、痛，疼痛剧烈难忍。

（6）骨关节炎：属退行性骨关节病，患病率随年龄增加而增加，65 岁以上者几乎普遍存在。

（7）结核性关节炎：可有结核中毒症状，单关节受累，最常侵犯髋关节及膝关节。

12. 类风湿关节炎和风湿性关节炎的区别是什么？

类风湿关节炎和风湿性关节炎是两个完全不同的疾病，前者多发生于成年人，后者多发生于学龄儿童及青少年。

类风湿关节炎的病因还未被完全阐明，现认为类风湿关节炎为多因素引起的自身免疫性疾病，起病常较缓慢，早期症状多为关节疼痛、肿胀、以外周小关节受累为主要表现，伴晨僵，活动不便，时轻时重，反复发作，迁延不愈，长期病变后可以出现关节破坏畸形，预后不佳。患者类风湿因子常阳性，并可有抗角蛋白抗体、抗环瓜氨酸肽抗体等阳性。虽不属于遗传性疾病，但可能与遗传因素有关，多发生于 20～40 岁的女性。需使用非类固醇类抗炎药和缓解病情的抗风湿药积极治疗。

风湿性关节炎由链球菌感染引起，一般起病急剧，伴有咽痛、发热和白细胞计数增多，风湿性关节炎有两个特点：一是关节红、肿、热、痛明显，不能活动，以四肢大关节受累多见，发病部位常常是膝、髋、踝等下肢大关节，其次是肩、肘、腕关节，手足的小关节少见；二为游走性关节肿痛，关节症状消失后不遗留关节畸形。风湿性关节炎可侵犯心脏，引起风湿性心脏病，并有发热、皮下结节和皮疹等表现。风湿性关节炎患者血清抗链球菌溶血素"O"、抗链球菌激酶及抗透明质酸酶可为阳性，而类风湿因子多为阴性，应用水杨酸制剂常疗效迅速。

13. 类风湿关节炎应如何治疗？

RA 的治疗目前仍是一个医学难题，迄今为止尚无彻底根治的方法，而且治疗相关的副作用与疾病一样令人头痛。目前 RA 治疗的主要目的是尽快控制病情活动、恢复和维持受累关节与脏器的功能、改善患者生活质量及尽可能使疾病处于长期缓解状态。治疗时应强调早期治疗、联合用药及个体化治疗的原则。目前可供选择的治疗手段主要包括一般治疗、药物治疗及手术等其他一些治疗方法。

14. 类风湿关节炎的一般治疗都包括什么？

一般治疗主要指的是对患者进行有关 RA 的全面的教育。RA 患者在刚被确诊后常会有两种截然不同的反应，一种反应是没有认识到 RA 的厉害而感觉无所谓，没能引起足够的重视；而另一种反应则由于过分担心残疾而出现焦虑或抑郁等心理问题。这两种对疾病的反应都是不对的。众多研究已经表明，患者及其家人对疾病的正确认识可以影响到治疗的持续性及最终疗效。因此，医生一定要帮助患者及其家人正确认识 RA，使其既要认识到 RA 是一种反复发作性的自身免疫性疾病，要接受患病事实并做好与之长期斗争的思想准备；也要认识到通过适当的治疗，大部分的 RA 还是可以控制的，从而避免患者及其家属心理负担过重，并配合医生做积极的治疗。也就是在战术上要做到重视，而在战略上则选择藐视。

解决了患者的思想问题，医生还要教会患者及其家人一些战胜 RA 的生活技巧及注意事项：在疾病活动期间，要多休息，避免情绪应激、劳累及受凉；要保证饮食营养均衡，饮食最好是低脂肪及高维生素，避免在疾病活动期间剧烈运动或过多劳动；在疾病缓解期间，不要太严格限制患者的活动，而应鼓励其适当参与力所能及的锻炼及集体活动。

15. 类风湿关节炎可以用哪些药物治疗？

治疗 RA 的常用药物主要包括肾上腺皮质激素（以下简称激素）、非甾体类抗炎镇痛药（NSAIDs）、非生物制剂改善病情抗风湿药

（DMARDs）、生物制剂及中药等。

（1）激素。激素能迅速改善关节肿痛和全身症状。在重症 RA 伴有心、肺或神经系统等受累的患者，可给予短效激素，其剂量依病情严重程度而定。针对关节病变，如需使用，通常为小剂量激素（泼尼松 ≤ 7.5mg/d），仅适用于少数 RA 患者。激素可用于以下几种情况：①伴有血管炎等关节外表现的重症 RA。②不能耐受 NSAIDs 的 RA 患者作为"桥梁"治疗。③其他治疗方法效果不佳的 RA 患者。④伴局部激素治疗指征（如关节腔内注射）。激素治疗 RA 的原则是小剂量、短疗程。使用激素必须同时应用 DMARDs。在激素治疗过程中，应补充钙剂和维生素 D。关节腔注射激素有利于减轻关节炎症状，但过频的关节腔穿刺可能增加感染风险，并可发生类固醇晶体性关节炎。

（2）非甾体抗炎药（nonsteroidal anti-inflamma tory, drugs, NSAIDs）。NSAIDs 主要通过抑制环氧化酶（COX）的活性以减少前列腺素的合成而具有解热抗炎镇痛的效果，是临床最常用的治疗 RA 的药物。NSAIDs 对减轻关节肿痛与全身症状具有重要作用，其主要不良反应是胃肠道刺激、肝脏及肾脏毒性与心血管不良事件。根据现有的循证医学证据和专家共识，NSAIDs 使用中应注意以下几点：①注重 NSAIDs 的种类、剂量和剂型的个体化；②尽可能用最低有效量、短疗程；③一般先选用一种 NSAID，应用数日至 1 周无明显疗效时应加到足量，如仍然无效则再换用另一种制剂，避免同时服用 2 种或 2 种以上 NSAIDs；④对有消化性溃疡病史者，宜用选择性 COX-2 抑制剂或其他 NSAIDs 加质子泵抑制剂；⑤老年人可选用半衰期短或较小剂量的 NSAIDs；⑥心血管高危人群应谨慎选用 NSAIDs，如需使用，建议选用对乙酰氨基酚或萘普生；⑦肾功能不全者应慎用 NSAIDs；⑧注意血常规和肝肾功能的定期监测。NSAIDs 的外用制剂（如双氯芬酸二乙胺乳胶剂、酮洛芬凝胶、吡罗昔康贴剂等）以及植物药膏剂等对缓解关节肿痛有一定作用，不良反应较少，应提倡在临床上使用。治疗 RA 的常用 NSAIDs 详见表 1-4。

表 1-4 治疗 RA 的常用 NSAIDs

分类		半衰期（h）	最大剂量（mg/d）	每次剂量（mg）	服药次数（次/d）
丙酸类	布洛芬（ibuprofen）	1.8	2400	400-800	3
	洛索洛芬（loxoprofen）	1.2	180	60	3
	精氨洛芬（ibuprofen arginine）	1.5-2	1.2	0.2	3
	酮洛芬（ketoprofen）	3	200	50	3
	萘普生（naproxen）	13	1500	250-500	2
苯乙酸类	双氯芬酸（diclofenac）	2	150	25-50	3
	吲哚乙酸（indometacin）	4.5	150	25-50	3
	舒林酸（sulindac）	18	400	200	2
	阿西美辛（acemetacin）	3	180	30-60	3
吡喃羧酸类	依托度酸（etodolac）	7.3	1200	200-400	3
非酸性类	奈丁美酮（nabumetone）	24	2000	1000	1
昔康类	吡罗昔康（piroxicam）	50	20	20	1
	氯诺昔康（lornoxicam）	4	16	8	2
	美洛昔康（meloxicam）	20	15	7.5-15	1
磺酰苯胺类	尼美舒利（nimesulice）	2-5	400	100-200	2
昔布类	塞来昔布（celecoxib）	11	400	100-200	2
	依托考昔（etoricoxib）	22	120	120	1

（3）非生物制剂改善病情抗风湿药（disease-modifying anti-rheumatic drugs, DMARDs）。和 NSAIDs 相比，非生物制剂 DMARDs 起效较慢，常需 1~6 个月，因此也被称为慢作用抗风湿药。这类药物不具备抗炎镇痛的效果，但可以延缓或阻止 RA 的病情进展与关节破坏。临床上对于 RA 患者应强调早期应用 DMARDs。病情较重、有多关节受累、伴有关节外表现或早期出现关节破坏等预后不良因素者应考虑 2 种或 2 种以上 DMARDs 的联合应用。主要联合用药方法包括甲氨蝶呤（MTX）、来氟米特、硫酸羟基氯喹及柳氮磺胺吡啶中任意 2 种或 3 种

联合，亦可考虑环孢素 A、青霉胺等与上述药物联合使用。但应根据患者的病情及个体情况选择适合的联合用药方法。常用于治疗 RA 的非生物制剂 DMARDs 详见表 1-5。

表 1-5　常用于治疗 RA 的非生物制剂 DMARDs

药物	起效时间（月）	常用剂量（mg）	给药途径	毒性反应
甲氨蝶呤	1 ~ 2	7.5 ~ 20mg/ 周	口服、肌肉注射、静脉注射	胃肠道症状、口腔炎、皮疹、脱发、骨髓抑制、肝脏毒性、偶有肺间质病变
柳氮磺吡啶	1 ~ 2	500 ~ 1000mg，每日 3 次	口服	皮疹、胃肠道反应、偶有骨髓抑制。对磺胺过敏者不宜服
来氟米特	1 ~ 2	10 ~ 20mg，每日 1 次	口服	腹泻、瘙痒、转氨酶升高、脱发、皮疹
羟氯喹	2 ~ 4	200mg，每日 2 次	口服	偶有皮疹、腹泻、视网膜毒性
艾拉莫德	1 ~ 2	25mg，每日 2 次	口服	转氨酶升高、皮疹、恶心
硫唑嘌呤	2 ~ 3	50 ~ 150mg	口服	胃肠道症状、肝功能异常、骨髓抑制
环孢素 A	2 ~ 4	1 ~ 3mg·kg^{-1}·d^{-1}	口服	胃肠道反应、高血压、肝肾功能损害、齿龈增生及多毛等
环磷酰胺	1 ~ 2	1 ~ 2mg·kg^{-1}·d^{-1} 400mg/2 ~ 4 周	口服 经脉注射	恶心、呕吐、骨髓抑制、肝功能损害、脱发、性腺抑制等

（4）生物制剂。可治疗 RA 的生物制剂主要包括 TNF-α 拮抗剂、白细胞介素（IL）-1 拮抗剂、抗 CD20 单抗以及 T 细胞共刺激信号

抑制剂等。有关TNF-α拮抗剂治疗RA的内容详见本书后面的相关章节。

阿那白滞素（anakinra）是目前唯一被批准用于治疗RA的IL-1拮抗剂。推荐剂量为100 mg／d，皮下注射。其主要不良反应是与剂量相关的注射部位反应及可能增加感染概率等。

利妥昔单抗（rituximab）的推荐剂量和用法是：第一疗程可先予静脉输注500～1000 mg，2周后重复1次。根据病情可在6～12个月后接受第2个疗程。每次注射利妥昔单抗之前的半小时内先静脉给予适量的甲泼尼龙。利妥昔单抗主要用于TNF-a拮抗剂疗效欠佳的活动性RA。常见的不良反应是输液反应，静脉给予糖皮质激素可将输液反应的发生率和严重度降低。其他不良反应包括高血压、皮疹、瘙痒、发热、恶心、关节痛等，可能增加感染概率。

阿巴西普（abatacept）用于治疗病情较重或TNF-α拮抗剂反应欠佳的患者。根据患者体质量不同，推荐剂量分别是：500 mg（<60 kg）、750 mg（60～100 kg）、1000 mg（>100 kg），分别在第0、2、4周经静脉给药，每4周注射1次。主要的不良反应是头痛、恶心，可能增加感染和肿瘤的发生率。

目前被普遍接受的做法是，对于中、重度RA，在患者经济情况允许的条件下，如果没有相关的禁忌证，治疗首选生物制剂。TNF-α拮抗剂是目前国内使用最多的治疗RA的生物制剂，其疗效与安全性已经得到充分的验证。

（5）植物药制剂。雷公藤制剂、青藤碱制剂和白芍总苷是目前抗风湿类植物药制剂的"三驾马车"。

雷公藤制剂的代表品种是雷公藤多苷片，对缓解关节肿痛有效，并有一定减缓关节破坏的作用，有抗炎止痛、免疫抑制双重作用。一般给予雷公藤多苷30～60 mg/d，分3次饭后服用。主要不良反应是性腺抑制，导致男性不育和女性闭经。一般不用于生育期患者。其他不良反应包括皮疹、色素沉着、指甲变软、脱发、头痛、纳差、恶心、呕吐、腹痛、腹泻、骨髓抑制、肝酶升高和血肌酐升高等。第三代雷公藤制剂昆仙胶囊有"减毒增效"功能，正越来越多地被临床广泛应用。

青藤碱制剂（如正清风痛宁缓释片）是一个有前途的植物药，可减轻关节肿痛，免疫调节，服用方法为每次 60 ~ 120 mg，每日 2 次，主要不良反应有皮肤瘙痒、皮疹和白细胞减少等。雷公藤制剂、青藤碱制剂研究被业界认为是最有可能获得"诺贝尔奖"的"新星"。

白芍总苷胶囊对减轻关节肿痛有效，常用剂量为 600 mg，每日 2 ~ 3 次，作用虽弱，但其不良反应也较少，主要有腹痛、腹泻、纳差等。三者可谓各有千秋，临床上要灵活把握使用。

16. 类风湿关节炎有哪些外科治疗方法？

RA 患者经过积极正规内科治疗，病情仍不能控制，为纠正畸形，改善生活质量可考虑手术治疗。但手术并不能根治 RA，术后仍需药物治疗。常用的手术主要有滑膜切除术、人工关节置换术、关节融合术以及软组织修复术。对于经积极正规的内科治疗仍有明显关节肿胀及滑膜增厚，X 线显示关节间隙未消失或无明显狭窄者，为防止关节软骨进一步破坏可考虑滑膜切除术，但术后仍需正规的内科治疗。对于关节畸形明显影响功能，经内科治疗无效，X 线显示关节间隙消失或明显狭窄者，可考虑人工关节置换术。该手术可改善患者的日常生活能力，但术前、术后均应有规范的药物治疗以避免复发。随着人工关节置换术的成功应用，近年来，关节融合术已很少使用，但对于晚期关节炎患者、关节破坏严重、关节不稳者可行关节融合术。此外，关节融合术还可作为关节置换术失败的挽救手术。RA 患者除关节畸形外，关节囊和周围的肌肉、肌腱的萎缩也是造成关节畸形的原因。因此，可通过关节囊剥离术、关节囊切开术、肌腱松解或延长术等改善关节功能。腕管综合征可采用腕横韧带切开减压术。肩、髋关节等处的滑囊炎，如经保守治疗无效，需手术切除。腘窝囊肿偶需手术治疗。类风湿结节较大，有疼痛症状，影响生活时可考虑手术切除。

17. 类风湿关节炎有哪些其他治疗方法？

对于少数经规范用药疗效欠佳，血清中有高滴度自身抗体、免疫球蛋白明显增高者可考虑免疫净化，如血浆置换或免疫吸附等治疗。但临床上应强调严格掌握适应证以及联用 DMARDs 等治疗原则。此外，自体干细胞移植、T 细胞疫苗以及间充质干细胞治疗对 RA 的缓解可能有效，但仅适用于少数患者，仍需进一步的临床研究。

18. 类风湿关节炎应怎样进行病情活动性评估？

用于评估 RA 病情活动性的尝试有很多。最简单的方法就是根据患者的临床症状变化（例如，疲劳的程度、晨僵持续的时间、关节肿胀及疼痛的数目等）并结合部分实验室检查结果。其中能反映 RA 病情活动性的实验室检查包括 ESR、CRP、血常规中的血小板及嗜酸粒细胞计数、RF 及抗 CCP 抗体水平等。

临床上还可采用 DAS28 等标准判断病情活动程度，具体定义为 DAS28 ≤ 2.6 为疾病缓解；DAS28> 2.6 为病情有活动。此外，RA 患者就诊时应对影响其预后的因素进行分析。这些因素包括病程、躯体功能障碍（如 HAQ 评分）、关节外表现、血清中自身抗体和 HLA–DR1 ／DR4 是否阳性，以及早期出现 X 线提示的骨破坏等。

19. 类风湿关节炎的缓解标准是什么？

判断 RA 的缓解标准有多种。表 1–6 列出了 ACR 提出的 RA 临床缓解的标准，但有活动性血管炎、心包炎、胸膜炎、肌炎和近期因 RA 所致的体重下降或发热，则不能认为临床缓解。ACR 联合 EULAR 于 2010 年发布的最新的 RA 缓解标准定义为：肿胀和压痛关节数不超过 1 个、CRP ≤ 1mg/dL 及患者评估的疾病总体状况评分不超过 1，详见表 1-6。

表 1-6　ACR 提出的 RA 临床缓解的标准

符合以下 6 项中 5 项或 5 项以上并至少连续 2 个月者考虑为临床缓解
1　晨僵时间低于 15min
2　无疲劳感
3　无关节疼痛
4　无关节压痛或活动时无关节痛
5　无关节或腱肿胀
6　ESR（魏氏法）女性 <30mm/1h，男性 <20 mm/1h

注：引自 Arthritis Rheum，1981，24：1308-1315

20. 类风湿关节炎会引起死亡吗？

已有研究发现 RA 患者的预期寿命中位数低于正常人群，男性患者中位寿命缩短约 7 年，女性缩短 3 年。有前瞻性研究观察了 805 例患者 12 年，发现 RA 患者的生存率只有健康人的 50%，RA 患者死亡率的升高非常显著。还有研究发现，具有皮肤溃疡、血管炎性皮疹、神经病变和巩膜炎的 RA 患者的死亡率高于病变局限于关节的 RA 患者。其他还有研究报道感染、胃肠道出血、心血管疾病、肾脏病变和呼吸衰竭是引起 RA 死亡率增加的原因。应注意的是，RA 患者心血管病变的增加独立于传统的危险因素，如性别、年龄、吸烟、糖尿病、高血压、高胆固醇血症和肥胖等。超声检查发现 RA 患者的颈动脉壁和股动脉壁比健康人厚，病情与糖皮质激素的使用无关，而与 RA 的严重性和病程相关。免疫复合物介导的血管内皮损伤、CRP、炎症细胞因子等被认为可能与 RA 动脉粥样硬化的发生有关。目前已经发现相当一部分的 RA 治疗药物会影响 RA 患者动脉粥样硬化的形成。一些血管功能不良的患者可以通过在饮食中补充不饱和脂肪酸，早期应用羟甲基戊二酰辅酶 A（HMG-CoA）还原酶抑制剂，避免使用环孢素 A，减轻体重及戒烟等方法减少心血管不良事件的发生。

21. 影响类风湿关节炎预后的因素有哪些？

RA 患者的预后与病程长短、病情程度及治疗有关。有研究发现，年轻女性、具有多关节受累、关节外表现重、血清中有高滴度自身抗体和 HLA-DR1/DR4 阳性的 RA 患者预后相对较差，对这部分患者应给予积极的治疗。

（李博 张剑勇）

第二章　发现症状早治疗

22. 如何尽早发现并诊断类风湿关节炎呢?

早期类风湿关节炎尚无统一定义,常用来指发病的第1或2年。在该阶段,从组织学上看,滑膜处于炎症阶段,主要表现为炎性细胞浸润;从临床上看,患者有晨僵、关节疼痛、肿胀、积液或活动受限,但无关节畸形;本病早期受累关节僵硬,尤其在晨起开始活动时最为明显,但活动一段时间后,将会逐渐有所改善。受累关节周围软组织呈弥漫性肿胀,且表面温度略高于正常关节。类风湿关节炎早期即有关节局部痛感,尤其是在活动期,并伴有触痛及压痛,此为最早出现、也是患者最敏感的体征。从X线片上看,受累关节的任何结构均无异常。

我们知道如果能在类风湿关节炎早期阶段,积极应用缓解病情的抗风湿药,如非类固醇类抗炎药和免疫抑制剂,将会减少类风湿关节炎晚期的不良结局。那么有没有可能及早检测和治疗呢?

近年用于类风湿关节炎早期诊断的自身抗体主要有类风湿因子(RF)、抗核周因子抗体(APF)、抗角蛋白抗体(AKA)、抗聚角蛋白微丝蛋白抗体(AFA)、RA33/36抗体、抗Sa抗体及抗环瓜氨酸肽(CCP)抗体等。此外,通过抗体检测亦能提示患者的预后,研究表明抗CCP抗体阳性患者出现严重的关节损坏明显多于抗CCP抗体阴性的患者。有些患者的抗体甚至在出现症状的很多年以前,诊断越早,合理治疗开展越及时。因此，早期发现有关节不适时检查类风湿关节相关的自身抗体，可以尽早发现并诊断类风湿关节炎，可以使患者病情早日得到控制，保护关节功能。

23. 什么是滑膜炎？

类风湿关节炎是一种关节破坏变形的风湿免疫性疾病，主要的发病部位是关节内的"滑膜"，主要临床表现为对称性、持续性的关节肿胀及疼痛，尤以双手手指小关节最常见。要了解滑膜炎，首先要了解关节的基本结构（详见图 2-1）。关节是由关节面、关节囊和关节腔三部分组成，关节面包括关节头和关节窝，关节囊由结缔组织构成，包绕着整个关节，把相邻的两骨牢固地联系起来。关节面上覆盖一层表面光滑的关节软骨，关节囊的内表面还能分泌滑液，可减少运动时两骨间关节面的摩擦和缓冲运动时的震动。关节腔是由关节囊和关节面共同围成的密闭腔隙，内有少量滑液，滑液有润滑关节软骨的作用，可以减少骨与骨之间的摩擦，使关节的运动灵活自如。

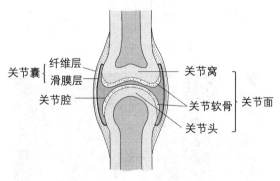

图 2-1　关节的基本结构

滑膜紧贴关节囊纤维层的内面，附着于关节软骨的周缘，与关节腔相通，是组成关节的主要结构之一。滑膜含有丰富的血管和淋巴管，能分泌少量滑液，以润滑关节面和滋养关节软骨。滑膜发生炎症时，会充血、水肿，甚至可见渗血。慢性炎症时，滑膜绒毛可以增生、肥厚（详见图2-2）。若病情进一步进展，滑膜炎加重，可形成侵袭性血管翳，血管翳侵蚀软骨，出现软骨下骨糜烂，软骨细胞被激活，软骨细胞增生，关节周围韧带收缩。滑膜炎晚期可出现关节间隙狭窄或消失，活动度显著受限（详见图2-3）。

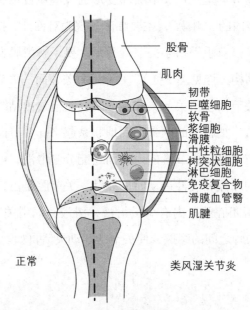

图2-2 类风湿关节炎滑膜病变

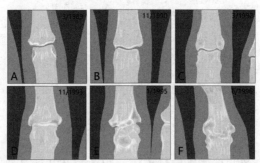

进行性加重的关节破坏：一位60岁女性RA患者
右侧第三近侧指间关节7年内的变化

图2-3 类风湿关节炎关节病变的进展过程

在临床上，随着病情的进展，类风湿关节炎患者可从无症状，开始出现全身乏力，关节肿胀、疼痛，若病情未得到有效控制可出现进展加重，并出现关节发热、肿胀及关节积液，关节疼痛及活动受限。晚期可出现关节不稳定、屈曲挛缩、活动范围减少，关节功能丧失及畸形变，并出现多种关节外表现（详见图2-4）。

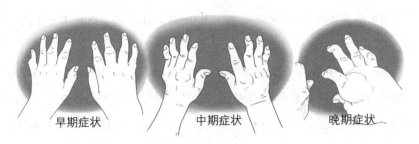

早期症状　　　　中期症状　　　　晚期症状

图2-4　类风湿关节炎病情的演变过程

24. 什么是晨僵?

类风湿关节炎患者早晨起床后，手发僵、握拳困难，活动后才逐渐好转，在医学上称这种现象为晨僵。晨僵是类风湿关节炎非常突出的一个临床表现，晨僵持续时间应从患者清醒后开始活动算起，到患者晨僵明显减轻时为止，通常以分钟计算。晨僵是由于在睡眠或运动减少时，水肿液在炎性组织蓄积，使关节周围组织肿胀所致。患者活动后，随着肌肉的收缩，水肿液被淋巴管和小静脉吸收，晨僵也随之缓解。只要受累关节活动减少或维持在同一位置较长时间，白天也可出现关节发僵，本质上和晨僵是一回事。类风湿关节炎患者在急性期或病情活动期均有晨僵的表现，持续时间和滑膜炎的严重程度成正比。强直性脊柱炎、骨关节炎、系统性红斑狼疮患者均可出现晨僵，但极少像类风湿关节炎一样持续1小时以上。类风湿关节炎患者就诊时应说明有没有晨僵，持续多长时间，这对医生诊断病情是很有帮助的。随着类风湿关节炎病情的缓解，晨僵持续时间缩短，程度减轻，所以，晨僵是反映全身炎症严重程度的一个很好的指标。

25. 类风湿关节炎主要累及哪些关节？

RA 典型的关节表现是受累关节出现关节肿胀、疼痛及晨僵等表现，受累关节常常呈对称性。

RA 最常受累的关节是掌指关节（MCPJ）、近端指间关节（PIPJ）和腕关节。受累关节在早期表现为肿胀，RA 最典型的表现之一即为 PIPJ 的梭形肿胀。病情的进一步发展可以引起关节畸形。RA 关节受累时最常见的几种畸形是 MCPJ 的尺侧偏斜、手指的"天鹅颈"样畸形及"纽扣花"样畸形。RA 手部最严重的病变是吸收性关节病，表现为指骨变短，皮肤皱褶增多，手指可以被无痛性地拉长或压缩，出现"望远镜"畸形。除了关节症状，手指及腕部的腱鞘炎表现在 RA 也很常见。进行手部的握力检查常能发现 RA 早期累及手指及腕部，此时患者最常见的表现是无力，伴或不伴疼痛。腕部病变的发展可造成腕关节的关节间隙减少或消失，腕关节被破坏变强直。腕部关节破坏程度可以通过腕 – 掌比例（C/MC ration），即腕骨长度与第三掌骨长度的比值来定量。随着疾病的进展，C/MC 数值呈线性下降。使用核磁共振（MRI）可以早期发现腕骨的受累。

RA 患者累及其他关节（如膝关节、肩关节、踝关节、肘关节、髋关节、颞颌关节及胸锁关节等）比以上三处关节相对少见。RA 患者大关节通常在小关节之后出现症状，解剖学的观点认为这与大关节的滑膜和透明软骨的面积较大有关，从而可以使大关节的滑膜炎的无症状的时间更长。有研究认为滑膜与软骨的比值最高的关节是 RA 最容易受累的关节。

26. 类风湿关节炎可累及哪些特殊关节？

（1）肩关节。RA 累及肩关节时不仅会影响到盂肱关节的滑膜，还会影响到锁骨远端的三分之一及肩袖。RA 前外侧肩部软组织的明显肿胀常是由于肩缝下慢性滑膜炎所致，而非盂肱关节的渗出所引起。肩袖的作用是把肱骨头固定在关节盂内，被累及时可以引起关节向上半脱位。肩袖的病变是 RA 致残的原因之一。在罕见的情况下，肩关节可以断裂，出现类似于手臂静脉回流受阻的症状。RA 累及肩关节时，常规的放射学检查显示为远端锁骨的侵蚀、肩关节的破坏及向上半脱位。肩关节腔造影或核磁共振（MRI）检查可以显示有无肩袖撕裂等更多的信息。

（2）肘关节。累及肘关节约见于 20% ~ 65% 的 RA 患者。由于肘关节是一个稳定的铰链关节，所以即使是被累及时也很少有严重的疼痛。随着病变的进展，会逐渐出现肘关节伸展受限。由于肘关节及肩关节的部分代偿，肘关节伸展受限常不被患者所重视。病情的进一步发展可以造成肘关节的侧方稳定性丧失，导致严重的畸形。

（3）髋关节。与幼年 RA 患者相比，成年 RA 患者早期较少累及髋关节。累及髋关节时常表现为髋部的疼痛及髋关节内旋受限。半数以上的患者会出现放射学改变（例如股骨头囊性变、出现塌陷或吸收、髋臼变形前突等）。

（4）膝关节。RA 累及膝关节时常表现为膝部肿胀及膝关节伸展受限。屈曲畸形的膝关节腔内可以出现大量的渗出，引起关节腔内压力显著升高，容易形成腘窝囊肿（也叫 Baker 囊肿）。腘窝囊肿可以压迫表浅静脉使之回流受阻，引起静脉曲张和 / 或肿胀。腘窝囊肿破裂时液体多流入腓肠肌，少数情况还可以进入大腿前侧，会引起液体流入部位的发热、疼痛、肿胀及白细胞升高。B 超或 MRI 检查可以发现腘窝囊肿。

（5）踝关节和足。累及踝关节常见于较严重的 RA，表现为踝部肿胀，进一步发展可以导致关节结构的破坏，出现足内旋和外翻畸形。累及跟腱在 RA 也可出现，最常见的是在跟腱部位出现类风湿结节。但当跟腱出现弥漫性肉芽肿性炎症时，跟腱可发生自发性的断裂。约三分之一的 RA 患者会出现足部症状。跖趾关节（MTPJ）最常被累及。由于疼痛，患者的行走步态常会因此而发生改变。累及 MTPJ 常会造成跖骨头向下半脱位，造成近端趾间关节的畸形。RA 患者的远端趾间关节一般不被累及。RA 患者足部疼痛的另一原因是跗管综合征。

（6）颞颌关节。RA 患者累及颞颌关节（TMJ）比较常见，常表现为张口时疼痛，偶尔会表现为急性疼痛或闭口困难。对 RA 患者进行体格检查时应注意触诊 TMJ 有无压痛、听诊有无摩擦音。通过 CT 或 MRI 检查有时会发现下颌髁的囊肿形成和侵蚀性病变。

（7）脊椎。颈椎的椎间关节累及在 RA 并不少见。与胸锁关节和耻骨联合等非滑膜关节相比，RA 累及颈部的椎间关节时常有骨软骨的破坏，在颈部侧位片上表现为关节间隙狭窄；常有明显颈部疼痛症状，但只要没有颈部肌肉的痉挛，颈部的活动在早期尚不受限。随着病情的进展，可以出现颈椎半脱位。颈椎半脱位时最早出现和最常见的症状是向枕部的放射痛，其他症状还包括缓慢进展的痉挛性四肢麻痹及椎动脉受压引起的一过性脊髓功能障碍。患者常会出现双手的痛觉消失，头部活动时出现双肩和双手部的麻木。颈椎半脱位多见于手足关节有侵蚀性改变的患者。一旦出现颈髓受压症状，脊髓病损将迅速进展，半数左右患者将在一年内死亡。这部分患者在进行麻醉插管时，需给予颈围以增加颈部的稳定性。RA 患者脊柱的胸、腰及骶段病变很少见。

（8）其他关节。RA 患者累及环杓关节时会引起声音嘶哑、喉痛及吸气困难。因此，对有喉部症状的 RA 患者应进行喉镜或 CT 检查。部分 RA 还会累及听小骨引起听力下降。

27. 类风湿关节炎常见的关节畸形有哪些?

类风湿关节炎患者常以手指关节的肿胀、疼痛、晨僵与活动受限起病。随着病情的进展,双手持物无力、握力减退,并逐渐加重,至疾病晚期可出现不同程度的畸形。这里以手为例,介绍常见的 5 种畸形。

(1)尺偏畸形:因软组织松弛无力,除拇指外,其余四指的远端,均以掌指关节为轴心,向小指一侧偏斜,导致手呈"之"字形(详见图 2-5)。

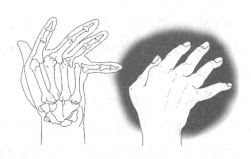

图 2-5 类风湿关节炎"尺偏畸形"

(2)"天鹅颈"畸形:掌指关节屈曲,近端指间关节过伸,远端指间关节屈曲。从侧面看上去,很像天鹅的颈部(详见图 2-6)。

(3)"纽扣花"畸形:近端指间关节完全丧失主动伸直能力,固定于屈曲位,远端指间关节过伸(详见图 2-6)。

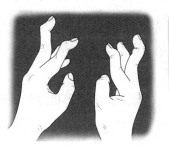 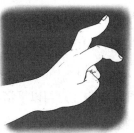

"天鹅颈"畸形 　　　　　 "纽扣花"畸形

图 2-6 类风湿关节炎"天鹅颈及纽扣花畸形"

（4）"望远镜"畸形：因掌指骨骨端骨质大量吸收，以致手指明显缩短，手指皮肤有明显"风琴样"皱纹，手指关节松弛不稳，且有异常的侧向活动。受累手指可被拉长或缩短，好像望远镜。

（5）"槌状指"畸形：指伸屈肌腱不完全撕裂，使肌腱延长，而形成远端指间关节的屈曲畸形。

28. 类风湿关节炎有哪些关节外表现？

（1）皮肤。RA 最常见的皮肤病变是类风湿结节，约见于 20% ～ 35% 的 RA 患者。类风湿结节为一皮下结节，可以表现为可活动的不定型的软组织，亦可为附着于骨膜上的坚硬块状物。早期的类风湿结节大小不到 4mm，组织学研究表明，结节的出现是由小动脉病变及其引起的补体激活和末端血管炎所致。局部创伤可诱发类风湿结节出现，因此结节的常见部位是受压处，常对称地出现于肘关节皮下鹰嘴突附近、膝关节上下及四肢肌腱部。成熟的类风湿结节中央为坏死组织，边缘为呈栅栏状排列的成纤维细胞，最外层形成胶原囊覆盖，并伴有穿透血管的慢性炎性细胞浸润。非常见部位的类风湿结节常不容易诊断。骶骨处的类风湿结节常被误认为是褥疮，长期卧床的患者类风湿结节常出现在枕部。其他可能出现的部位还包括声带、心脏、肺部、巩膜、软脑膜及椎体。有类风湿结节的 RA 患者 RF 多呈阳性。在罕见的情况下，类风湿结节也常可在无明显关节炎的情况下存在。应注意的是，有临床报道在使用 MTX 治疗 RA 的过程中，有时滑膜炎已被成功控制，但已有的类风湿结节却扩大形成新的结节，可能机制为与 MTX 的使用相关。

类风湿结节应注意与以下情况相鉴别：①环形肉芽肿，位于皮内，可以缓慢消失，组织学特点同类风湿结节，但与其他疾病没有相关性；②黄瘤病，通常为淡黄色，患者多伴有血浆脂蛋白和胆固醇水平升高，不累及骨骼；③痛风石，多见于痛风患者，用偏振光显微镜可以发现典型的针状结晶；④其他结节，多中心网状组织细胞增多症的结节包含富脂质的巨噬细胞，非性病性梅毒、雅司病和麻风病均有类似结节，临床应注意鉴别。

类风湿关节炎的皮肤病变还包括皮肤易碎、易擦伤、甲床皱襞及指垫部碎片状棕色梗死出血、手掌红斑、雷诺现象、网状青斑、紫癜样皮疹、色素脱失，下肢或骶部溃疡，严重者可见单发或多发的指端坏疽等。

（2）呼吸系统。RA 累及呼吸系统至少有 6 种表现形式，即胸膜疾病、间质性肺病、结节性肺病、支气管炎、肺动脉高压及小气道病变。鉴于一些治疗 RA 的药物也能导致肺部病变，例如 MTX、来氟米特及 TNF-α 拮抗剂等，因此在一些病例中，很难区别 RA 相关的肺部纤维化与 MTX 导致的肺部毒性反应。

胸膜炎通常在 RA 患者的尸检中发现，而少有临床症状。部分患者会表现为胸膜疼痛或大量渗出引起的呼吸困难。值得注意的是，RA 胸腔渗出液会出现糖降低，除此之外，感染是唯一可引起糖降低的情况。血糖向胸膜转运的机制受损可能是渗出液中糖降低的原因。

间质性肺病出现时，患者起初表现为活动后气促，体格检查肺部听诊时可闻及高调、弥散的干啰音，放射学检查可见双肺弥散性网状或网状结节样改变，逐步进展为 X 线片上蜂窝状改变及高分辨率 CT 上特征性的网格状改变。肺功能检查提示气体弥散功能下降。病理检查可发现单核细胞浸润中出现弥漫性纤维化。肺泡支气管灌洗发现，即使是在胸片轻微异常和肺功能正常的患者中，灌洗液中仍有淋巴细胞明显增多。间质性肺病可以持续进展为肺泡支气管炎、呼吸衰竭直至死亡，但临床上很少见。

结节性肺病时的肺部结节可以是单发也可以成簇状聚集。结节可有腔洞形成，引起支气管胸膜瘘。如发现较大的肺部结节时可考虑细针活检，而不用开胸。在一些病例中，RA患者肺部孤立的结节被证实为类风湿结节与支气管肺癌共存。由于矿工工作条件的改善，卡普兰（Caplan）综合征目前已很罕见。

RA患者中肺动脉高压很常见，非创伤性超声心动图提示轻度的肺动脉高压可见于30%以上的RA患者，这些患者多数无临床症状。

小气道病变的定义为最大呼气中期流速和最大呼气流速减少到只有功能肺活量的50%，有研究发现RA中小气道病变很常见，而有的研究未发现RA小气道病变。

另外，类风湿关节炎肺部病变使并发阻塞性肺疾病概率增加，还可发生肺内结节性肉芽肿。

（3）心血管系统。RA累及心血管系统的临床表现形式多样，包括心包炎、心肌炎、心内膜炎、传导阻滞、冠状动脉炎、肉芽肿性主动脉炎和瓣膜疾病。通过病史和体征很难发现心包炎，而尸检发现50%的RA患者有心包炎。还有研究显示，约30%的RA患者在B超下能发现心包积液，心包积液多为渗出性，偶尔可有心包填塞。有时类风湿结节出现于心肌、心脏瓣膜，导致心脏瓣膜关闭不全。

（4）肌肉与骨骼。在活检标本中，RA患者Ⅱ型肌纤维的萎缩是最常见的。病情活动的患者还会出现肌炎及肌坏死，尤其是滑膜炎较轻而血沉过高的患者。在一些RA患者的肌肉活检中发现淋巴细胞可以合成分泌IgM型RF。RA患者常会合并骨量减少或骨质疏松症，尤其是使用了糖皮质激素的患者，因此RA患者长骨应力性骨折的发生率较高。腓骨是最常见的骨折部位。对于瘦弱、年老的患者出现急性腿痛，即使无外伤史，也应注意检查有无应力性骨折发生。

（5）血液系统。大部分RA患者有轻度的贫血，贫血程度与血沉升高和病情活动性一致。RA贫血的原因有很多，以下几点有助于贫血原因的分析：①缺铁性贫血中促红细胞生成素的水平较高，RA患者对促红细胞生成素的反应下降；②慢性病贫血患者的血清铁明显升高，并且血沉升高和血红蛋白浓度呈反比；③叶酸和维生素 B_{12} 缺乏往往会掩盖缺铁的表现。

RA 还常存在嗜酸粒细胞增多和血小板增多。有研究发现，血小板增多与 RA 关节外表现及疾病活动度明显相关。RA 中有一部分患者的外周血、骨髓及肝脏中大颗粒淋巴细胞数目增加。有研究发现，在大颗粒淋巴细胞综合征的患者中，约三分之一有 RA。还有部分 RA 患者会出现副蛋白血症（paraproteinemia），即单克隆 γ 球蛋白血症，是RA 预后不佳的指标，提示 RA 向淋巴瘤或骨髓瘤恶性转化的概率增高。

（6）血管炎。RA 血管炎可以表现为肢体远端动脉炎、外周神经病变、皮肤溃疡、内脏动脉炎、皮肤的可触及紫癜等，在男性患者中多见，多伴有高滴度的 RF。系统性类风湿血管炎作为 RA 最严重的并发症，在近十年已很少见，这可能与治疗手段的进步有关。

（7）神经系统。类风湿关节炎的神经系统损害多由血管炎引起。出现单个或多个肢体局部性感觉缺失、垂腕征、垂足征或腕管综合征。寰枢关节脱位而压迫脊髓时，则出现颈肌无力、进行性步态异常及颈部疼痛。硬脑膜类风湿结节则可引致脑膜刺激征。

（8）眼。约30%的类风湿关节炎患者有干燥性角膜炎，还可引起巩膜外层炎、巩膜炎、巩膜软化或穿孔；眼底血管炎可引起视力障碍或失明。目前认为所有 RA 的眼部症状均可被认为是 RA 的并发症。与RA 直接相关的是巩膜炎及巩膜外层炎，见于不到1%的 RA 患者。干燥性角膜结膜炎常常是继发性干燥综合征的一种表现。

（9）其他。有研究发现，所有 RA 患者患恶性肿瘤的危险性是增加的，例外的是消化道肿瘤在 RA 发生概率下降。RA 患者发生淋巴瘤和白血病的危险性是正常人的2 ～ 3倍。

此外，活动期类风湿关节炎患者还可出现浅表淋巴结肿大、体重减轻、肝脾肿大等关节外症状。

29. 什么是类风湿结节？

类风湿关节炎的患者在某些骨突起的地方，如肘关节后方、头枕部、踝部、骶部出现的小结节，叫作类风湿结节，属浅表结节（如图2-7）。这是由于骨突起的部位，局部小血管容易破裂，致使含有免疫复合物的类风湿因子在该处淤积，吸引大量巨噬细胞到该处并被激活，促使结节形成。患者发现结节后应告诉医生，这对医生判断病情很重要。还有一种类风湿结节，发生在内脏组织，称深部结节，尤其好发于胸膜和心包膜的表面以及肺或心脏的实质组织。浅表结节在开始发生时可引起疼痛，数周后消失，不留痕迹，但可复发。深部结节除非结节本身影响脏器功能，否则不会引起症状。出现类风湿结节的患者类风湿因子常为阳性，其预后也较无类风湿结节者差。

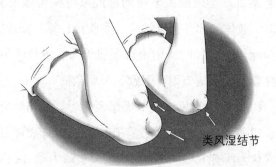

类风湿结节

图 2-7　类风湿结节

30. 哪些类风湿关节炎患者容易有内脏损伤？

有资料显示，有关节外表现即内脏受累的类风湿关节炎患者死亡率比无关节外表现者高1倍左右。另一组资料显示，类风湿关节炎的死亡原因主要为感染、心血管和肾脏疾病。一般类风湿关节炎的关节病变只能致残，罕有致死。

目前虽然尚无确切的指标能提示易发生内脏受累，但以下因素有助于判断：①高滴度的类风湿因子；② HLA–DR4 阳性，而且往往病情较重；③嗜酸粒细胞增多提示血管炎、浆膜炎、肺纤维化和类风湿结节的发生率高；④血小板计数增多与类风湿关节炎的严重程度和关节外表现密切相关；⑤抗角蛋白抗体阳性的患者病情较重。

31. 类风湿关节炎会发生贫血吗？

贫血是类风湿关节炎关节外表现的常见症状，发生率约为16%～65%，贫血的程度和类风湿关节炎的活动与否有关。典型的类风湿关节炎的贫血是慢性病性贫血，一般为轻度至中度的正细胞、正色素性贫血，也有部分为低色素性和小细胞性贫血；在类风湿关节炎的贫血中，缺铁性贫血约占25%，与类风湿关节炎患者的铁代谢障碍有关，类风湿关节炎伴缺铁性贫血与慢性病贫血不易区别，慢性病贫血占类风湿关节炎贫血的大部分，原因尚不明，可能与以下 3 方面有关：①单核巨噬细胞系统动员铁障碍，使铁的利用率下降；②红细胞寿命缩短；③骨髓对贫血反应不足，造血没有相应增加。类风湿关节炎的贫血一般不严重，如较重应注意是否有消化道出血或药物引起的骨髓抑制。贫血的治疗有赖于彻底治疗类风湿关节炎，铁剂、叶酸或维生素 B_1 效果不佳，除非有证据表明属缺铁性贫血。而且铁剂不能长期应用，因为大剂量铁剂可使关节症状加重。

32. 气候、环境因素对类风湿关节炎有什么影响？

90%的类风湿关节炎患者对气候变化敏感，但其敏感性尚不及风湿性关节炎。有报道称，在气候湿度变化大的地区，类风湿关节炎的患病率高。

阴天、下雨、寒冷、潮湿，尤其是有冻疮时，关节肿胀和疼痛均可加重，这是由于类风湿关节炎患者关节及其周围血管、神经功能不全，血管舒缩缓慢、不充分而且皮温升降迟缓造成的。潮湿时湿度增加，致使关节神经的敏感性增加，而寒冷时，血流缓慢，血中和滑膜内纤维蛋白原增多及血中肾上腺素水平升高，甚至形成暂时性血栓，加上温度下降时血液中冷球蛋白凝集及滑液内透明质酸含量增多，致使滑液黏度增高，加大了关节运动的阻力，从而使关节疼痛加重。

从类风湿关节炎的患病率看，温带、寒带和亚热带较高，热带较低，潮湿地区高，干热地区低。因此，类风湿关节炎的患者应注意气候与环境因素的变化，及时做好预防，以利于疾病的康复。

33. 类风湿关节炎会遗传吗？

类风湿关节炎不属于遗传性疾病，但其发病可能与遗传因素有关。类风湿关节炎的发病有轻微的家族聚集倾向和孪生子共同患病的现象，提示遗传因素在类风湿关节炎的发病中起一定的作用。但是同卵双生子的共同患病机会并非100%，仅为30%～50%，而异卵双生子则更低，仅为5%左右。这说明类风湿关节炎像高血压病、糖尿病一样不是由单一基因所决定的。另一方面也反映了非遗传因素在类风湿关节炎发病中是有作用的。研究人员发现，中国的类风湿关节炎患者有一种共同的遗传基因（HLA–DR4），说明类风湿关节炎和HLA–DR4相关，尤其是严重病例更为明显。但是并不是说有这种基因的人都会患类风湿关节炎。应该说，类风湿关节炎有遗传易感性，但其发病是多种因素综合作用的结果，遗传只起一定作用。

因此，免疫性疾病是遗传因素和环境因素相互作用后，免疫调控异常的结果。自身免疫性疾病的发生有一定的遗传因素。

34. 类风湿关节炎能根治吗？

类风湿关节炎的病因和发病机制尚未被完全阐明。RA 和高血压病、糖尿病一样，是在遗传易感性的基础上，外界因素促发的一类疾病，现无根治的方法。所谓根治，就是去除病因，治愈疾病，而类风湿关节炎的病因尚不清楚，更谈不上去除了。目前的研究认为，类风湿关节炎与遗传因素有关。此外，类风湿关节炎作为自身免疫性疾病，其发病与异常的抗原抗体反应相关，免疫抑制剂只能抑制抗原抗体反应，使它们维持在低水平而不能从根本上去除。有些患者看到一些晚期类风湿关节炎患者，因关节畸形、强直，生活不能自理，顾虑很重，这是不必要的。只要医患之间积极配合，做到早期诊断、早期治疗，并且持之以恒，一般都能控制病情进展，可以正常地工作、生活。对类风湿关节炎可以积极采用中西药联合治疗，不要因服中药而停用必须要用的抗风湿药，切忌乱投医，以免延误病情，失去最佳治疗时机。

（佘若男，罗新乐）

第三章 明明白白去看病

35. 如何认识和评价医院的综合实力?

随着人们对医疗服务需求的增加,我国医疗服务机构的数量也不断增加,如何理解和评价医院是患者面对的首要问题,尤其是对医院的客观评价,可以反映一个医院的技术、质量、服务、效率、价格等。根据组织医院评价的部门,我们的医院评价分为官方和民间评价;官方评价是指各级卫生部门制定标准并组织实施的医院评价,包括医院等级评审等综合评审和各种医疗技术的专项准入评审。根据评价内容可分为综合评价和专项评价。

(1)医院等级评审。我国在 1989 年制定《医院分级管理办法》,根据医院的功能、任务、设施条件、技术建设、医疗服务质量和科学管理的综合水平将医院分为三级十等,1994 年开始医院等级评审,截止到2015 年全国范围共有 776 家三级甲等医院(包括三级甲等专科医院)。

(2)医院管理年活动。"以病人为中心,以提高医疗服务质量为主题"的医院管理年活动是国家卫生与健康委员会(简称卫健委)和国家中医药管理局根据当前的形势和任务,针对当前医院建设和发展中存在的问题开展的一项重大活动,活动于 2005 年正式开始,每年由各级卫生主管部门组织专家督导检查,2008 年卫健委在连续开展医院管理年活动 3 年后对前期工作进行了总结并在全国范围表彰了 46 家"2005 年度— 2007 年度全国医院管理年活动先进单位"。

（3）医疗技术专项准入评估。我国在2009年正式公布《医疗技术临床应用管理办法》，建立医疗技术准入和管理制度，根据对医院综合实力、专科水平、技术设备、人员资质等因素的分析决定是否能够开展相应的临床技术。

（4）民间评审。是指由卫生行政管理部门委托，由中国医院协会等民间组织制定标准并组织实施的医院评价，目前较为深入人心的主要是全国百姓放心示范医院的评审活动，此活动从2000年初开始，到现在为止已经公布五批全国百姓放心示范医院名单。

36. 首次就医需要准备什么？

许多类风湿关节炎患者都是中年人，随着年龄的增长，记忆力必然下降，在就医时，往往不能准确回忆发病时间、关节疼痛部位等。因此，建议患者在就医前能够回想一下疾病的发生、发展过程，以便更清楚地告知医生，让医生更准确地诊断。有些患者并没有仔细注意自己的症状，医生常常会询问每天晨僵持续时间，许多患者无法准确回答，而晨僵持续时间在类风湿关节炎诊断中是非常重要的。所以在就医前需要注意，看看每天关节僵硬持续多久，哪些关节疼痛，哪些关节压痛。虽然医生会做仔细检查，但患者积极配合往往会节省大量时间，起到事半功倍的效果。另外，如果患者曾在其他医院就诊过，要将化验检查报告单、出院小结等资料带上给医生参考，这样可以避免不必要的重复检查，而且以前的治疗情况、药物疗效对于医生作出正确诊断、选择适当药物都大有用处。

37. 首次就医要看什么样的医院和科室？

选择什么样的医院和科室，对类风湿关节炎的诊断非常重要。由于风湿病学科在国内还是很年轻的学科，对风湿病的系统和全面研究只有近40年的历史，一般临床医生对风湿病的认识还不够深入，在全国范围内专攻风湿病临床的医生并不多。为了使患者得到及时的诊断和规范的治疗，在条件许可的情况下，尽可能选择医科大学附属医院，或省市级大医院，应尽可能选择风湿病科（有些医院称为风湿免疫科或免疫科）。没有专门风湿免疫科的情况下，也可选择内科或骨科。在明确诊断、确定治疗方案后，可以到就近医院进行随访、配药。需要特别提醒的是，有一些单位或个人往往做一些夸张的广告，自称根治风湿，或独门秘方，事实上，其医疗水平有相当一部分是有问题的，患者应要多长个心眼，注意识别。

38. 就诊时应如何选择医生?

就诊时碰到具有丰富临床经验的医生，对于类风湿关节炎患者来说是非常幸运的，诊断、治疗迅速准确，可以少走弯路，减少不必要的检查。所以选择一个好医生是很重要的。那么，如何选择合适自己的医生呢?

（1）根据医生的情况。每种疾病都有自己独特的特点，有专门治疗类风湿关节炎的专科医生。对症选择医生，不仅能对疾病做出正确的诊断，还能得到良好的治疗。

（2）根据专家简介选择医生。一些资深的专家和教授在医学的某一领域中有丰富诊断和治疗的经验，在科学研究和医疗技术方面自成一家，是该领域的学术巨擘，在各医院的挂号大厅或附近均有各位专家的简历，介绍专家的专长。类风湿关节炎患者可以根据自己的情况选择相应的专家挂号。

（3）不要频繁更换医生。就诊看病的过程是一个医生和患者及其家属之间不断了解、磨合、适应的过程，第一次看医生，治疗效果不理想，很快就找到了第二个医生，经常变换医生，往往浪费很多时间，花更多的钱，但效果可能会更不理想。有时治疗一种疾病（包括疾病的诊断和找出病因）并不容易，在目前的情况下，如类风湿关节炎这样的慢性疾病很难治愈，只能通过治疗缓解，类风湿关节炎患者，最好能相对固定1到2名医生，特别是熟悉本人病情，并对类风湿关节炎治疗比较有经验的医生，有利于疾病的治疗。

39. 医生问诊前患者应做哪些准备？

患者及其家属应详细准确地告知医生病情。那么，医生的问诊内容一般包括哪些方面？患者及家属可以从以下几个方面准备。

（1）是哪年哪月因何起病？疼痛、肿胀第一次出现在哪个关节？疼痛呈持续性还是间歇性？疼痛的程度是可忍受还是非常剧烈？是单关节或多关节起病？是急性还是慢性起病？第一个关节疼痛多久后转移到其他关节？原来的关节转移后症状继续存在还是消失？症状消失已多久？引起关节症状减轻或加重的原因是什么？关节肿痛是对称的吗？关节有没有晨僵？有无伴发症状，如发热、皮疹、腹痛、心悸、乏力、出汗、鼻衄、体重减轻等？

（2）到哪些医院就诊过？做过哪些检查？是否携带检查结果？有过哪些诊断？使用了什么药物？效果如何？

（3）既往有无患病？在亲属中，有谁患过类风湿关节炎及相似的疾病？

（4）患者陈述病史时，要重点突出，主次分明，前后顺序不能混淆，避免刻意夸大症状或唠唠叨叨说太多话，而主要问题却不突出甚至被遗忘。

（5）患者回答医生的问题，力求详细、准确，不能含糊，不应隐瞒，不必害羞。只有这样，医生才能得到足够的资料进行诊断和治疗。

有些问题在一般人眼里不重要，但在医生的眼里可能很重要。

（6）在去看病前，先把自己的病情在脑中理一理。如果是复诊患者，还应该把上次就诊后用药情况、治疗效果进行总结，以便向医生叙述。如果是聋哑患者，可以通过书写的方式来和医师笔谈。

40. 首次就诊需怎么做?

患者到医院门诊看病，这个过程包括挂号、候诊、医生接诊、检验、检查、划价、付款、拿药、治疗等方面。每个患者都想尽快看上病，也希望诊断清楚，治疗恰当，所以患者应该做到以下几个方面。

（1）做必要的准备。如果是早上去医院，最好不要吃早餐，如果需要空腹做检查（如肝功能、血脂、血糖、腹部超声、钡餐检查和胃镜检查等）可以立即进行。一些特殊的检查有特殊要求（如泌尿系、妇科超声检查，需要有足够的尿液等），提前做好准备，可以节省就诊时间。

（2）遵守门诊秩序灵活机动就诊。一般来说，门诊程序包括众多环节，须耐心等待。当你挂号后，把病历交给分诊台护士或诊室医生时，你应该静静地在诊室外面等待。同时，也应该灵活机动，如果需要做两个检查，可分别将检查单交检查室排队，哪边快，先去哪边。

（3）简明扼要地陈述病史。向医生陈述发病情况时需简明扼要，因为医生接诊每个患者的时间是有限的，在很短的时间内，完成问病史、体格检查、开检查单、开处方等内容，若陈述病史缺乏重点，将影响医疗质量。在复诊时，将检查结果交给医生，医生可依据结果做出诊断，并给出具体治疗建议。

（4）注意预防交叉感染。医院人流量较大，人员成分复杂，可能会有传染病患者，所以到医院看病要注意自我防护，戴好口罩。看完病后必须洗手才能吃东西，以防感染病菌，尤其是在疫情期间。

41. 就诊时穿衣服应注意什么?

（1）门诊就诊时对衣服的要求。在医院就诊时需要上下检查床，暴露需要检查的部位，接受检查。因此，当我们去门诊就诊时，应穿宽松易脱的衣服。同时，还要脱下首饰和饰品。在就诊过程中，需要上下楼，所以你应该选择一对舒适、容易穿脱的平底鞋。

（2）特殊检查部位对衣服的要求。女性患者接受心电图、胸片检查时，需要将整个胸部暴露，所以最好穿分身的上下装，而不要穿连衣裙，否则几乎完全暴露，非常尴尬。当需要做肛门检查或妇科检查时，下身的衣服应宽松方便穿脱。就诊时上身衣物应宽松，便于医生听诊。特别是在冬季，最好穿宽松柔软的毛衣，不要太厚，需要测血压，抽血检验的患者，上衣袖子和袖口不宜过紧，否则会有测得血压会偏高、抽血的部位难止血等情况。

（3）特殊检查仪器对衣服的要求。进行特殊仪器检查时，对衣服有相应要求。比如做心电图检查时，不要穿化纤内衣，以免因静电干扰影响检查结果，最好不要随身携带手机，以免干扰机器。在照 X 光时，别穿带钢圈的内衣；不要把硬币、钢笔、打火机等物品放在衬衣口袋里，以免造成干扰。进行磁共振检查时，不能穿戴有金属的衣服及携带金属物品，以免干扰成像。

42. 老年人就诊时为什么要有家属陪伴?

老人独自一人就诊时会遇到一些麻烦，例如：不能详细介绍自己的病情；不能很好地配合医生检查；不能理解、记得用药的注意事项；甚至不记得复诊的时间。此外，老人独自到医院，在路上有跌倒的风险。如果家属陪同，医生向患者解释病情时，家属就能真正掌握患者病情，也能了解治疗情况。另外，医生在叮嘱注意事项时，家属可以了解后配合治疗，效果会更好。

43. 为什么需要填写门诊病历？

在医院就诊时，门诊就诊时病情、各种检验检查报告都要记录在病历上。病历是每个人健康状况的历史记录，可为医生提供重要参考信息。一般门诊病历应填写姓名、性别、年龄、地址或单位、电话号码、籍贯及过敏史等。这些看似简单的资料对患者来说却很重要，如果填写不当，可能会产生难以想象的后果。如果地址填写不正确，可能无法通知患者或患者家属；年龄填写不正确，医生开药的剂量可能会受到影响。电话号码也很重要，一旦病情变化或发生意外，可以及时通知患者的单位或家属，因为有些患者同名同姓，故要同时参考性别、年龄、地址等，以防混淆。又如过敏史，有的人对某些药物过敏，病历填写清楚，医生开药时可以尽量避免。

看病时不要使用他人病历或姓名。病历应长期保存，不要随意更换。

44. 候诊时需注意什么？

挂完号等医生看病期间是候诊。有的医院有候诊大厅，有的没有大厅，只能走廊里候诊。无论在哪里，在候诊时需都保持安静，不能大声说话，这不仅是医生看好病应具备的条件，也是为患者本身好。患者不能进入诊室围观医生，妨碍医务人员的工作；不要看别人的病历，如果不明白的地方可以在看病时咨询医生。候诊时保持清洁，不要随地吐痰，不要乱扔果皮，如由于疾病呕吐，及时清理或要求卫生人员的帮助，尊重卫生人员劳动。

患者应按先后顺序就诊。在候诊时，如出现特殊不适或病情发生重大变化时，要找护士或医生妥善处理。如陪伴老人、重病人或儿童看病时，陪护者也应遵守候诊室规定。在医生诊查时只进去一人陪同，其他人员应在诊室外等待。

45. 向医生咨询时需要注意什么？

到医院就医时碰到不懂的情况向医生询问，那怎么去咨询医生呢？

（1）敢问。患者如果觉得医生的类风湿关节炎治疗方案或开的药不合适，应及时与医生沟通，做到对类风湿关节炎病情和治疗方案基本心中有数。

（2）会问。患者在平时或就医前应尽量了解一些医学常识，到医院后应主要问类风湿关节炎诊疗方面的问题。医生是根据患者的病史、检查结果及其临床经验进行诊断和治疗。

（3）多问。在类风湿关节炎诊断方面，患者可以就为什么进行这一项目的检查，检查可能会给身体带来的影响，检查应该注意什么等进行询问。在类风湿关节炎治疗方面，患者可以就药物和手术治疗的相关知识，药物会有何副作用，手术中可能出现的危险及手术后的可能结果等进行询问。此外，特别不要忘了询问病好后如何防止复发和何时复查等问题。

（4）勤问。当身体出现不适时，应及时到医院就诊，要咨询风湿免疫专科医生，不要随意到药店买药吃，以免贻误治疗时机，加重病情。

46. 在开药之前应该告知医生什么？

当医生开处方前，患者应该告诉医生一些事情。

（1）过敏史。如果你对药物或其他物质有过敏或异常反应，你应该告诉医生，药物引起过敏反应，轻者会瘙痒、起皮疹，严重的情况下可引起过敏性休克，甚至死亡。

（2）是否患有其他疾病，尤其是肝肾疾病。有些治疗类风湿关节炎药物对人的肝肾功能影响较大，对有肝肾疾病的人，可能加重肝肾损害，把情况告诉医生，医生会根据情况，调整用药剂量或用药间隔，甚至更换药品。

（3）已怀孕，或正在计划怀孕，或在哺乳期。有些治疗类风湿关节炎药物属于"孕妇、哺乳期慎用或禁用"，所以在就诊时需要告知医生。

（4）目前正在服用其他药物，或在过去两周内一直服用其他药物。在医生开处方之前，告诉医生你目前的用药情况，如有必要，可以向医生展示药物，避免出现重复用药造成药物中毒反应。

（5）职业特殊性。医生的处方一般是针对患者的常见病，有的人的工作比较特殊，医生有必要更换用药方案。如司机、高空施工人员不能使用有嗜睡副作用的药物，否则会有危险。

47. 取药时有哪些注意事项?

（1）取药时注意事项。医院内的药房有门诊药房、住院药房和急诊药房。按药物种类分为中药房和西药房，部分医院还设有专科药房。门诊和急诊需要自己持处方到药房取药。取药时应了解开的是什么处方，是中药还是西药，然后到相应的收费窗口付费及取药，不要找错了窗口或排错了队，浪费时间和精力。

（2）取到药后应注意以下两点：一是检查处方。药剂师收到医生的处方后，通过查对，把药品发给患者。为了避免错误，患者也应将所领到的药品和处方逐一检查，如果有错应及时更换，以免造成不良后果。二是要注意药物的有效期。药物的有效期是非常重要的，过期了，药物会失去治疗效果，副作用也会增加，所以不能这样服用药物，因此，要注意所领到药物的有效期。

48. 取药后要注意哪些问题？

很多患者到医院看病后，拿了药就匆匆离去。为了用药安全，患者和家属拿药后应了解药物的有关事项，查看药袋上所标示的用法与提示，如有不清楚的地方，应找就诊医生或药房咨询清楚。总之要做到明明白白。

（1）看药物。了解自己的用药记录，药袋贴有药品中文商品名称，可以清楚地知道药物的名称，这样服用后发生过敏或其他异常现象后，可以正确地告知医师是何种药物导致，以避免再次开同类药品。

（2）知药效。可以了解病情和医生的治疗方式，也可避免用药错误。

（3）知用法。患者千万不要凭着自己过去用药方式使用目前所开出的药物，因为医生会根据病情变化而改变药物的用量和用法。有些药物是外用药，千万不可误食；其他如眼药水、耳滴剂、喷鼻剂、吸入剂、贴片等，各种剂型的使用方式都不同，在使用前再次确认药物的正确使用方法，才能用得安全又有效。

（4）知疗程。用药疗程也是治病的重要环节，所以药品应该用多长时间也应问清楚。特别是治疗类风湿关节的改善病情抗风湿药物，一般需要2到3个月才起作用，患者必须遵照医生指示接受完整的治疗，不要因为症状改善就不再用药。

（5）知禁忌。患者应清楚所服用的药物禁忌。例如，有些药物不能与葡萄柚一起服用；有些药物会引起嗜睡，驾驶时应小心；有些药物不能与酒一起喝等。

49. 如何正确用药？

错误的用药方式不能起到治疗疾病的作用，而且会影响到药效的发挥，甚至对身体造成伤害。

（1）注意给药方式。用药不得法也会影响疗效，例如吃药时不喝水、干吞药片，这样做不仅影响疗效，甚至还会发生不良反应。水能加速药物在胃里溶解的速度，加快胃肠吸收，增加血液浓度。磺胺类（如塞来昔布胶囊、柳氮磺胺吡啶肠溶片等）药物易沉淀于尿路中析出结晶，引起结晶尿、排尿困难、血尿、尿闭等不适，多喝水可加速排泄，减少副作用。此外，使用消炎止痛药，多饮水可以提高身体的散热能力，以防止过度出汗而造成水和电解质失衡而发生虚脱等。

（2）注意忌口。有人爱用茶水服药，这是错误的，因为茶中有一种鞣酸物质可以与药物中所含的蛋白质、生物碱或金属盐等发生化学反应，生成不易溶解的沉淀物，影响人体对药物的吸收，降低疗效。服用糖皮质激素时，会诱发或加重消化道溃疡，需避免吃辛辣刺激性食物，以免造成胃肠道不适。总之，服药时应少吃生冷、油腻、不易消化的食物，以免加重胃肠负担，加重病情。

（3）注意服药姿势。躺着服用药片、药丸，如果送服的水少，只有一半的药物到达胃，另一半会在食管中溶解或黏附在食管壁上。因为有些药物是碱性的，有些是酸性的，有些有较强的刺激性，如果在食管壁溶解或停留时间过长，可引起食管炎症，严重者甚至会引起溃疡。正确的吃药方法是：站着服药，多喝水，服药后不要立即躺下，最好站着或步行1分钟，使药物进入胃。

（4）注意服药时间。服用一种药物前，应仔细阅读说明书，根据要求服药。1天1次是指要固定时间，每天都在同一时间服用。1天2次是指早晚各一次，通常指早8点，晚8点。1天3次是指每次早、中、晚各1次。饭前服用一般是指饭前半小时服用，健胃药、助消化药大部分在饭前半小时服用。不注明饭前的药品皆可在饭后服用，睡前服用是指睡前半小时前服用。空腹服用在早晨空腹服用，大约在早餐前1小时。

（5）注意药物剂型。在常用药物中，有些是肠溶片。常用的肠溶片是一种在胃液中不崩解，而在肠液中能够崩解、吸收的一种片剂。为了充分发挥药物的治疗作用，在这些药物的外面包上一层只能在碱性肠液中融解的物质——肠溶衣。因此，在服用如奥美拉唑肠溶片等药物时，不可将药片掰开、嚼碎或研成粉末服用，应整片吞服。

50. 复诊和随访时有哪些注意事项？

RA是一种慢性疾病，看几次门诊并不能解决问题，即使诊断明确了、治疗方案确定了，患者还是应该遵照医嘱，定期到医院就诊，一定要有耐心。随访一般可以遵循"先密后疏"的原则，以便医生根据病情需要，及时增减药物。在治疗开始阶段，每2到4周随访一次；病情稳定以后，每6到12周随访一次。

类风湿关节炎患者要定期到医院检查有两方面原因：

（1）类风湿关节炎是一种不能彻底根治的疾病，在长期治疗过程中一定要随时结合病情的变化，定期检查类风湿因子、C反应蛋白、血沉、X线片等，以评价疾病是否活动、活动程度、骨关节破坏是否进展以及治疗的效果。如疗效不佳，应考虑改用其他药物或联合用药，以免延误病情，失去治疗的最好时机。

（2）治疗类风湿关节炎的药物可产生各种各样的副作用，如恶心、呕吐、食欲不振、胃出血、白细胞及血小板减少、肝肾功能损害、皮疹，生殖系统损害等，长期应用还可出现视网膜病变，肺、肝纤维化等。

51. 如何办理住院手续?

（1）患者经门诊医生诊治后需住院治疗时，由门诊医生开具入院通知单，患者凭入院通知单在住院收费处办理入院手续。

（2）办理入院手续前，须在入院通知单上详细填写患者的出生年月日、家庭地址、联系人、联系电话、职业、民族、婚姻状况等信息，所填信息应与身份证内容一致。

（3）住院收费处的工作人员会询问患者是不是有城镇医疗保险，新型农村合作医疗保险和其他医疗保险，如果是，请主动出示相关证件，如果在同时有基本医疗保险、新型农村合作医疗和商业保险，先用基本医疗保险或新型农村合作医疗身份办理住院手续，结算后凭相关资料到商业保险机构办理理赔。

（4）入院手续办理完毕后，工作人员提供一个预交金收据，持预交金收据到相关科室护士站办理入院手续，护士会根据病情安排床位，预交金收据请自己保存好，出院时结账使用。补交预交金时，请持带有住院号的收据（预交金收据、日清单、催款单）到住院处补交预交金。

52. 如何办理出院手续

（1）医生根据患者的情况需办理出院时，由医生下出院医嘱，护士核对清楚后嘱患者或患者家属拿预交金收据到住院收费处办理出院结算手续，住院收费处会交给患者发票和总清单。

（2）结算手续完成后，向临床科室出具结算凭证，由护士清点物品，把出院带药给患者并叮嘱患者如何口服药物，医生把出院诊断、门诊记录、出院记录给患者。患者如需开请假证明，需跟医生说明请假的时间和出院后是否需继续请假。

（3）如预交金收据遗失，请向有关单位出具损失证明书，然后办理结算手续。

（谭锦辉，谢静静）

第四章 类风湿关节炎的诊断检查

53. 为什么要进行检查?

为诊断类风湿关节炎及监控治疗效果及副作用等，需要行相关的检验和检查。包括血、尿、粪便、痰液等检查，影像检查（X线、CT、磁共振、超声），病理检查等三个大方面。类风湿关节炎患者常做的血液相关的检查包括一般项目的检查和自身抗体的检查。

为了监控类风湿关节炎患者在治疗过程中有无肾脏损伤及尿路感染等其他并发症，需行尿液检查。尿液检查主要包括尿常规、尿培养和24小时蛋白尿，如尿常规隐血阳性或沉渣检查中尿红细胞计数升高，需要进一步查尿红细胞形态，初步判断红细胞来源。女性应避免在月经期行尿液相关的检查，月经干净三天后再留取尿液行相关检查。

类风湿关节炎在诊断和病情判断时还需要用到影像学检查。传统的X线检查的结果是类风湿关节炎的诊断标准之一。随着科学的进步，CT、MRI等其他检测手段也用得越来越多。近些年，关节超声的检查也开始用于临床，协助诊断及随访患者。

54. 采血前有哪些注意事项?

血液采集前，应避免跑步、骑自行车、爬楼梯等剧烈的运动。如果进行了剧烈运动，应休息15分钟后再进行采血，冬季应保持血液循环通畅。为保证检测结果准确，采血不能与静脉输液同侧臂，以免造成结果不准确。

生化检验一般需要禁食 8 小时以上，多在晚上 10 点以后，就不可以进食，晚上口渴可以少量喝水，但第二天早上最好不要饮水。采血的前一天避免吃高脂肪、高蛋白类食物，避免饮酒。否则，会引起血脂及某些血清酶结果升高，甚至血清出现浑浊，影响检验结果。虽然激酶、肾功能、电解质等检测结果不受进食的影响，但如果检查多个项目，为避免影响，建议空腹抽血。

55. 为什么要采集多管血?

不同的抽血管里面加入了不同的抗凝剂，或未添加任何东西，只是干燥管，不同的检验项目需要用不同的抽血管，否则会影响检测的结果。如血常规所用的抗凝剂 K2–EDTA，含高浓度的钾，如果用来监测电解质，会使血钾测定结果偏高；EDTA 会与血浆中的钙、镁、锌等金属形成难溶性物质，一方面使这些物质含量减低，另一方面使依赖这些物质的酶的活性受到抑制，如淀粉酶、肌酸激酶（CK）、碱性磷酸酶（ALP）、酸性磷酸酶（ACP）等，如果监测这些项目结果就会不准确，所以采集血标本时通常要抽多管血。

56. 血培养标本应如何正确采集?

类风湿关节炎患者可能出现发热，如果发热原因不明等情况就需要留取血培养。血培养最好在患者寒战时，发热初期或发热高峰时采集。以无菌手法从患者静脉采血，立即注入瓶中，迅速轻摇，充分混匀，并将塑料瓶外盖重新盖上，成人采血 5 ~ 10 毫升，儿童 3 ~ 5 毫升，骨髓 1 ~ 2 毫升。间歇发热患者可在体温上升期采血。在某些特殊情况下，为了避免皮肤上附着细菌对结果的影响，需要在双侧上肢抽血分别留取血培养。

57. 进食会对检验结果产生什么影响？

进食可以使血液中多种成分发生变化，原则上要求患者空腹采血（空腹 8 小时以上），对进食有特殊约定的项目除外。大多数检验项目的临床参考范围是以空腹血液测定值为基础的。由于人们饮食的多样性，生理状况不完全相同，为了保证结果准确，建议早晨空腹采血。

甘油三酯受进食影响大，正常进食后，甘油三酯（TG）增高 40 ~ 50%；进食高脂肪食物：甘油三酯（TG）大幅度升高，血液标本出现乳糜现象影响检验结果；长期素食者甘油三酯一般只有杂食者的 2/3，也会降低总胆固醇（TC）、低密度脂蛋白（LDL）、极低密度脂蛋白（VLDL）的水平，短期素食对各项指标影响不大。

进食后血糖增高 15 ~ 20%，空腹及餐后血糖有不同的标准，大部分时候我们要求检测空腹血糖，但如果怀疑餐后血糖升高者，则要检测餐后血糖。

进食高蛋白食物可以导致血液中尿素氮（BUN）、尿酸（UA）等水平增高。进食咖啡可以导致血淀粉酶（AMY）、促甲状腺激素（TSH）、碱性磷酸酶（ALP）增高。

咖啡因对检验结果的影响。咖啡、可乐、茶等饮料都含有咖啡因。咖啡因能导致血液中一些成分的改变，同时还可加快心率，部分敏感者甚至可以出现心慌的表现。咖啡因能刺激肾上腺髓质，使儿茶酚胺分泌量增加、血糖轻微上升。咖啡因对刺激肾上腺皮质，使血浆皮质醇上升，咖啡因是磷酸二酯酶的抑制物，可以使血浆三酸甘油酯、皮质醇、游离脂肪酸和总脂质增高，血清胆固醇下降。

58. 吸烟、饮酒会对检验结果产生什么影响？

香烟中的尼古丁会刺激肾上腺髓质和肾上腺皮质，使血液中的肾上腺素等儿茶酚胺升高，从尿中排出的儿茶酚胺及其代谢产物香草扁桃酸（VMA）也随之升高。吸烟者的皮质醇浓度及血糖浓度也比不吸烟者要高。抽烟可以导致总胆固醇（TC）、甘油三酯（TG）升高，高密度脂蛋白降低；抽烟者可导致红细胞数、血红蛋白、白细胞数升高。

饮酒后会使血糖立即上升、甘油三酯明显升高，肝功能检查多项指标异常。酒精中毒使血清肌酸激酶（CK）上升、丙氨酸氨基转移酶（ALT）、天冬氨酸氨基转移酶（AST）大幅度上升。因此做检验前不能饮酒。

59. 常用的血脂检查指标有哪些？

血脂是血浆中的中性脂肪（甘油三酯和胆固醇）和类脂（磷脂、糖脂、固醇、类固醇）的总称，广泛存在于人体中。血脂中的主要成分是甘油三酯和胆固醇，其中甘油三酯参与人体内能量代谢，而胆固醇则主要用于合成细胞浆膜、类固醇激素和胆汁酸。我们检测的血脂主要包括总胆固醇（TC）、甘油三酯（TG）、低密度脂蛋白（LDL）、高密度脂蛋白（HDL）、载脂蛋白 A、载脂蛋白 B 等。

60. 检查血脂有哪些注意事项？

现代人生活越来越好，营养过剩，高脂血症患者越来越多，而且也越来越年轻化。要了解自己的血脂情况，就必须抽血化验血脂。一般情况下，儿童体重在正常范围可不用检查血脂，但体型肥胖者则要检测血脂。20 岁以上者应检测血脂，如血脂正常，可每 5 年查一次。

40 岁以上的人应至少每年检查一次血脂。有心脏病家族史、体型肥胖、长期吃糖过多、嗜烟、酗酒、习惯静坐、生活无规律、情绪易激动、精神常处于紧张状态者，尤其是那些已经患有心脑血管疾病，如冠心病、高血压、脑梗死及已患有高脂血症者，或者皮肤有黄色瘤者，更应该在医生指导下定期检查血脂。

在进行血脂检查前应下列几点：①抽血查血脂前一定要空腹 8 小时以上，如果已经进食，建议改天再查；②采血前应规律饮食，忌大餐或饮酒后查血脂；③检查时不要服用某些药物，避孕药、某些降压药等可影响血脂水平，导致检验的误差，如果确实需要服用这些药物，需要向医生说明。血脂检查易受许多因素的影响，到医院化验前务必注意上述的几种情况，这样才能保证化验结果的准确无误。

61. 为什么类风湿关节炎患者需要监测血沉？

红细胞沉降率（简称血沉，erythrocyte sedimentation rate，ESR）是指红细胞在一定条件下沉降的速率。通常以红细胞在第一小时末下沉的距离表示红细胞的沉降速度。血沉加快可见于某些生理情况：妇女月经期、妊娠期、老年人特别是 60 岁以上的高龄者，多因纤维蛋白原的增高而致血沉增快。在病理情况中可见于各种炎症（如急、慢性炎症、结核、结缔组织病、风湿热等）。组织损伤和坏死时，也可短期增快。患恶性肿瘤时，尤其是恶性程度高、增长迅速的肿瘤更明显。类风湿关节炎属于无菌性炎症，血沉也可增快，治疗后病情逐渐好转，血沉也逐渐下降。所以血沉是监测类风湿关节炎病情活动的指标。但是因为血沉也受其他因素的影响，不能说血沉快就是病情活动，要综合判断。

62. 为什么类风湿关节炎患者需要监测 C 反应蛋白？

C 反应蛋白（C-reactive protein, CRP）是指在机体受到感染或组织损伤时血浆中一些急剧上升的蛋白质（急性蛋白）。CRP 可以激活补体和加强吞噬细胞的吞噬作用，从而清除入侵机体的病原微生物和损伤，坏死，凋亡的组织细胞，在机体的天然免疫过程中发挥重要的保护作用。作为急性时相反应的一个极灵敏的指标，血浆中 CRP 浓度在急性心肌梗死、创伤、感染、炎症、外科手术、肿瘤浸润时迅速显著地增高。类风湿关节炎患者在活动期 CRP 也是明显升高的，一般来说，炎症越重，CRP 的值越高。CRP 是随访类风湿关节炎是否活动的一个指标，检测 CRP 可以协助我们诊断、制定治疗方案及调整用药。

63. 类风湿关节炎患者为什么要进行自身抗体检查？

自身抗体是风湿免疫病的重要标志。不同风湿免疫病均有特征性的自身抗体。自身抗体检测已是风湿免疫病检测的一项重要的实验室指标。测定自身抗体有助于风湿免疫病的诊断，并对判断基本的活动程度、观察治疗效果、指导临床用药具有重要意义。类风湿关节炎患者的诊断及鉴别诊断，一定程度上依赖自身抗体的检测。

64. 自身抗体的检测是否需要空腹？

自身抗体的检测主要用到的是血清。抗体的检测不需要空腹，进食后也可检测，不影响结果。

65. 类风湿因子有什么临床意义？

类风湿因子（rheumatoid factor, RF）是变性 IgG 刺激机体产生的一种自身抗体，主要存在于类风湿关节炎患者的血清和关节液内，是类风湿关节炎诊断标准之一。类风湿关节炎患者类风湿因子的阳性率在70%左右。有一些风湿免疫病，如干燥综合征，类风湿因子可出现阳性，甚至高滴度的阳性。一些慢性感染，如结核、乙型病毒性肝炎也可出现类风湿因子阳性。所以类风湿因子阳性不一定是类风湿关节炎，类风湿关节炎也不一定类风湿因子阳性，需要结合临床综合判断。但如果检查出类风湿因子阳性，一定要咨询风湿免疫专科的医生，以免延误诊治。

66. 抗环瓜氨酸肽抗体有什么临床意义？

抗环瓜氨酸肽抗体（anticyclic citrullinated peptide antibody，抗CCP抗体）是环状聚丝蛋白的多肽片段，是以 IgG 型为主的自身抗体。对类风湿关节炎具有很好特异而敏感的早期诊断指标，可鉴别侵蚀性、非侵蚀性类风湿关节炎，阳性者预示病情可能较重。抗 CCP 抗体具有较高敏感性、特异性和阳性预测值，是类风湿关节炎早期诊断的特异性指标。

抗 CCP 抗体可在类风湿关节炎发作前 5 ~ 10 年就开始出现阳性。如果只有抗 CCP 抗体阳性，是不需要治疗的，一旦出现关节肿痛，才需要及时就诊，及时治疗。

67. 抗核抗体有什么临床意义？

抗核抗体（antinuclear antibody，ANA）又称抗核酸抗原抗体，是一组将自身真核细胞的各种成分［脱氧核糖核蛋白（DNP）、脱氧核糖核酸（DNA）、可提取的核抗原（ENA）和核糖核酸（RNA）等］作为靶抗原的自身抗体的总称，能与所有动物的细胞核发生反应，主要存在于血清中，也可存在于胸腔积液、关节滑膜液和尿液中。抗核抗体在多种自身免疫病中均呈不同程度的阳性率，如系统性红斑狼疮（SLE）95%～100%，类风湿关节炎（RA）10%～20%，混合性结缔组织病（MCTD）80%～100%。一旦抽血查抗核抗体阳性，就需要查抗 ENA 抗体谱等，进一步明确诊断。

68. 如何正确采集尿常规标本？

我们要采集晨起第一次中段尿标本或随机新鲜中段尿 50～100mL。中段尿是指将全程尿液分成三段，弃去头尾两段，留取中间的一段，主要目的是为了减少尿液标本的污染。

69. 如何正确采集尿培养标本？

最好是首次清晨中段尿，并嘱咐患者在标本收集的前一天晚上禁止排尿。标本收集前应严格外阴部消毒，女性患者先以肥皂水清洗外阴及尿道口，必要时用 0.1% 高锰酸钾溶液冲洗；男性患者应翻开包皮冲洗，必要时用 0.1% 新洁尔灭消毒尿道口，再用灭菌纱布擦干。先排尿，弃去前段尿，收集中段尿 10～20mL 盛于无菌容器中，加盖后立即送检。有泌尿道感染症状的患者可在症状出现时收集，最好在使用抗生素前留取尿液标本，治疗 48～72 小时后应再次送检；对无症状的菌尿患者，应连续送检 3 份。留取尿液标本后，须在 1 小时内送检，避免用手接触尿瓶内盖。

70. 如何正确留取 24 小时尿蛋白样本？

晨起排空小便并开始计时至次日晨间同一时间将尿液均排入同一

容器中（酌情加入适量防腐剂），测 24 小时尿量并记录，混匀后取 100 ~ 200mL 送检。特别注意开始留尿的时候要排空小便。为了避免蛋白分解导致结果不准确，一定要加防腐剂。

71. 尿红细胞形态检测需要注意什么？

尿红细胞形态检测须使用晨起第一次中段尿或随机新鲜中段尿，应在半小时内完成形态观察，故应及时将标本送检。

72. 如何正确留取粪便标本？

类风湿关节炎患者出现腹泻或怀疑肠道出血等情况时需要留取粪便检查。粪便标本应取蚕豆大小的一块送检，并注意选取有脓血或其他异常外观的部分送检。取标本时应注意粪便的颜色与外观，并向医生叙述，必要时应给医生观看粪便的形状、外观和颜色，因为这些内容对某些疾病的鉴别和诊断有一定价值。做粪便潜血试验要求三天内不食用瘦肉类、动物血类食物，含铁剂的药物等，避免出现假阳性。如果医院使用单克隆抗体法潜血实验则可不需要注意这些问题。所留取的标本应放在洁净的不吸水的蜡盒或塑料盒内送检，千万不要用纸张包裹，因为黏液和细胞等成分会被纸张吸收和破坏，不能得到准确的结果。如是用于做粪便细菌培养用的标本，应使用医院实验室提供的消毒专用标本盒，以避免其他细菌混入粪便标本中。

73. 如何正确留取痰液标本？

类风湿关节炎患者出现咳嗽、咳痰时，为了进一步明确病原，需要留取痰液进一步检查。

目前留取痰液标本的方法有以下几种：①咳痰法，通过患者的咳嗽将痰排出；②经气管穿刺吸痰法，用针从环甲膜处穿刺，将痰液吸出；③经纤维支气管镜吸引法，将气管镜插入气道，吸引出深部的痰液。咳痰法是我们经常用到的方法。后两种方法准确性高，只有在特殊情况下需要使用。咳痰前用清水或淡盐水漱口，目的是减少咽部细菌混入痰液中，咳出的痰液放在预先准备好的无菌标本盒或瓶内，尽快送去检查。

留取的痰应是用力咳嗽后自气管内咳出的痰，然后盛于痰盒内送检。不要将唾液吐入痰盒，以免影响结果。在一些特殊情况下，医生可能要求送三个痰标本：即时痰，即就诊当时咳出的痰；夜间痰，即前一天晚间咳出的痰；清晨痰，即起床后深咳吐出的痰，其中以清晨第一次咳出的痰效果最好。如果无特殊要求，只要留取清晨痰即可。为检测样本为痰，而不是唾液，可在低倍显微镜下观察痰涂片，鳞状上皮小于 10 个，而白细胞大于 25 个，或者两者比例小于 1 ：2.5，才算合格标本，否则应让患者重新留取痰液。

74. 什么是影像学检查？

医学影像学就是利用不同技术方法获得人体结构和病变图像的方法，是现代医学中重要而特殊的诊断方法，包括 X 线放射检查、超声学成像的 B 超和彩超、核医学、X 线计算机体层成像（CT）、磁共振成像（MRI）和发射体层成像（ECT）等不同的成像技术。各种成像技术都是使人体内部结构、器官、病变形成人眼可见的影像，让医生间接了解人体解剖、生理功能状况及病理变化，以达到诊断疾病和判断病情变化的目的，是临床诊断疾病的主要技术方法之一。

75. 影像学是如何发展的?

1895 年伦琴发现 X 线以后,X 线就被用于对人体检查,进行疾病诊断,形成了放射诊断学的新学科,并奠定了医学影像学的基础。放射诊断学至今仍是医学影像学中的主要内容,应用普遍。20 世纪 50 年代到 60 年代开始应用超声与核素扫描进行人体检查,出现了超声成像。70 年代到 80 年代又相继出现了 X 线计算机体层成像(CT)、磁共振成像(MRI)和发射体层成像。这样,仅 100 年的时间就形成了包括 X 线诊断的影像诊断学。虽然各种成像技术的成像原理与方法不同,诊断价值与限度各异,但都是使人体内部结构和器官形成影像,从而了解人体解剖、生理功能状况及病理变化,以达到诊断的目的。

76. 什么是 X 线检查?

放射检查又称为 X 线检查,就是日常所说的透视和拍片检查,也包括各种放射造影检查和乳腺钼靶检查,是临床应用最早、最普遍和最快捷的检查方法之一。

放射检查时利用 X 线能穿透人体组织的特性,像火车站和飞机场的行李安全检查一样,使一定量的 X 线穿透人体,通过观察人体内部不同组织、器官的密度差别和形态变化,借以判断组织结构的正常和异常,病变的存在与否和病变的程度。

X 线检查对于了解关节骨骼的情况、判断是否有骨质损坏及损坏的程度价值较高。双手 X 线检查的结果是类风湿关节炎诊断指标之一。

孕妇及备孕者避免行 X 线检查,以免导致胎儿畸形。

77. 什么是 CT 检查?

CT 检查就是电子计算机体层摄影(Computer tomography,CT)的简称，是电子计算机和 X 线相结合的放射诊断技术，是用计算机装置探测和处理常规 X 线信号，形成身体的一个个断面图像，就像把一节藕切成藕片一样，从不同的切面图像上更清楚的显示病变。CT 检查主要用于常规 X 线检查难以显示的部位，也用于较早期疾病的检查，在一定时期内有替代常规 X 线检查的趋势。

78. CT 检查有哪些的优缺点？

CT 检查的密度分辨率比普通 X 线照片高 10 ~ 20 倍，能准确显示出不同组织之间的微小密度差异，形成影像对比，如头颅 CT 能清楚显示骨骼、脑室系统、脑实质的灰质与白质等；还可以从切面图像上消除重叠的结构，便于显示深部器官和复杂组织病变。

但 CT 也有其限制，如对血管病变、消化道腔内病变的检出存在困难；缺乏整体性，某些病变的定性等尚有一定欠缺；CT 扫描特别是精细检查时辐射量较高，短期内复查存在辐射损伤的可能。

类风湿关节炎患者如果想了解是否合并有肺间质纤维化，最好行高分辨率的肺 CT 检查。X 线检查分辨率太低，对于判断是否有关节骨骼的破坏价值较高，但对于肺间质纤维化分辨率不够。

79. 什么是增强 CT 检查？

增强 CT 就是在使用造影剂的检查技术。CT 检查虽然密度分辨率较高，但部分病变与相邻正常组织的密度差别极小，难以在普通 CT 片上显示。由于病变的代谢状态不同，如果引入造影剂，通过血液循环后病变与相邻组织就可能存在更大的密度差异，再做 CT 扫描时就更容易检出病变或明确病变性质。

增强 CT 由于增加了扫描次数，使用含碘造影剂快速注射，所以扫描费用较高，患者有一定的不适。一般需要由 CT 室专业人员确定是否需要在普通 CT 检出的基础上做增强 CT。

80. CT 检查有哪些注意事项？

（1）孕妇及备孕者避免行 X 线检查。

（2）危重、年老体弱患者需要家人陪同，对不合作的特殊患者和婴幼儿患者要提前安眠或麻醉。

（3）凡以前有做过 CT 检查者，带 CT 片以供参考；行胸部、颈椎、腰椎 CT 检查时，如有 X 光片，请一定带 X 光片。

（4）检查前需将检查部位的体外金属（耳钉、耳环、发夹）取下。

（5）上腹部检查需饮水约 1000ml。

（6）下腹部（盆腔）检查需憋尿。

（7）可能需要 CT 增强扫描、CT 血管成像扫描检查前应空腹，最好有家属陪同。

（8）服用降糖药物（二甲双胍类）的糖尿病患者检查前后需停药 48 小时以上。

（9）有碘禁忌证者一律不能行增强 CT 扫描。碘禁忌证有：①碘过敏者；②甲亢；③严重心、肝、肾功能不全者；④限碘治疗检查期间；⑤哮喘。

81. 如何在做 X 线摄影、CT 检查时减少辐射伤害？

（1）减少照射剂量：透视的剂量明显大于摄片，CT 也超出摄片的几百倍。但用于体检或诊断时，可以选择低剂量的扫描方案，会大大减少辐射剂量。

（2）延长检查间隔时间，减少检查次数；医患双方应遵照病情的规律，合理选择间隔时间，不能随意频繁复查，以减少射线辐射损伤的累积效应。

（3）保护敏感人群：儿童、育龄妇女、孕妇的X线检查尽量用超声检查替代。若必须拍摄胸片者，应对腹部、盆腔加以防护。

（4）保护人体敏感器官组织：对骨髓、乳腺、肺、甲状腺、性腺、胃肠道、唾液腺、肝脏，以及胚胎和胎儿应特别注意，避免不必要的照射。

82. 什么是磁共振（MRI）检查？

磁共振成像（Magnetic resonance imaging，MRI），是利用身体组织不同含量的氢核在人造磁场内共振而产生影像差别的一种新的诊断方法，为非射线成像，亦为无创伤性检查方法之一，现已成为影像诊断学中重要的方法之一。

83. MRI 有哪些优缺点？

MRI是临床价值较高的特殊检查项目，MRI对软组织病变的敏感性高，特别适合脑组织和神经疾病的检查；MRI是非射线成像，对人体干扰较少；MRI可任意方向切面扫描，容易显示病变的存在与组织结构变化；MRI成像时可使用不同的参数，提供更丰富的影像学信息。

MRI的缺点是成像时间长，危重患者难以耐受；对钙化不灵敏，部分含钙病变难以显示；设备投资较高，检查费用较昂贵；身体内植入人工器材特别是磁性金属器材的患者不宜进行MRI检查。

类风湿关节炎患者的主要病理改变为滑膜炎，关节滑膜的增生在X线和CT检查时显示不清，在磁共振尤其是增强磁共振检查时可显示清楚，因此类风湿关节炎的患者，为了明确诊断或监控病情，需行磁共振检查。

84. MRI 检查有哪些注意事项？

（1）按预约时间提前到检查室报到。因做磁共振检查需时较长，如迟到可能就会导致延迟检查，延迟诊断，耽误治疗。

（2）该检查为强磁场环境，一切金属物体不能带入检查室，为此需要提前准备：

①不要穿戴有任何金属的衣物，不要化浓妆；

②去除假牙、发卡、手表、硬币、钥匙、小刀等含金属物品；

③不要带磁卡、信用卡、手机等进入检查室，以免消磁；

④体内有金属异物者（心脏起搏器、支架、内固定材料等），须提前咨询医生确认可行此项检查。

（3）检查当日携带 CT 胶片、X 线片等影像学资料以供医生诊断时参考。

（4）本检查须静止平躺 15 ～ 40 分钟。儿童、不能合作者应预先镇静，疼痛难忍者应预先镇痛。

（5）MRI 增强检查需禁食至少 4 小时。

（6）本检查在一个完全封闭的环境，如果有幽闭恐惧症的患者不能行此检查。

（7）MRI 检查时间较长，病情危重者不宜做此检查。

85. 如何妥善保管影像资料？

影像图片和报告是重要的患者信息，特别是照片类资料，往往交由患者自己保管，为了复查和就诊方便，需要妥善保管。各种资料按序存放，防止混淆；防潮防漏，避免发霉变质；不要折曲污损；不要在图片上随意标记；与病历放在一起，就诊时随时携带；出院时及时索回。

86. 什么是超声检查

超声（ultrasonography，US）检查是利用人体对超声波的反射进行观察。一般称为 US 的超声波检查，是用弱超声波照射到身体上，将组织的反射波（echo）进行图像化处理。由于人体组织器官的生理、病理、解剖情况的不同，对超声的反射、折射和吸收衰减各不相同，超声振动就是根据这些反射信号的多少、强弱、分布规律来判断各种疾病。超声诊断应用广泛，与 X 射线、CT、MRI 并称为四大医学影像技术。超声检查是一种无创、无痛、方便、直观的有效检查手段，没有辐射，是孕妇可以选择的主要的影像学检查手段。

87. 什么是彩超？

彩超简单地说就是高清晰度的黑白超声再加上彩色多普勒。彩色多普勒超声一般是用自相关技术进行多普勒信号处理，把自相关技术获得的血流信号经彩色编码后实时地叠加在二维图像上，即形成彩色多普勒超声血流图像。由此可见，彩色多普勒超声（即彩超）既具有二维超声结构图像的优点，同时又提供了血流动力学的丰富信息，实际应用广泛。彩超分辨率清晰度明显由优于普通灰阶超声检查。

88. 什么是关节超声检查？

利用超声在不同物质中传播速度的差异可以描绘物体内部影像。超声频率越高，分辨率越好。由于大多数关节部位表浅，常采用高频超声，以获得高质量图像。另外除了灰阶超声显示关节软组织结构外，使用能量多普勒可以即时显示组织内慢速血流成分，可以很好地反映组织炎症状态。关节超声还可以发现炎性关节病的多种病理改变，如骨侵蚀、骨赘形成、关节腔积液、滑膜炎、腱鞘炎、肌腱附着点炎等。

89. 类风湿关节炎患者为什么要做关节超声检查？

类风湿关节炎基本病理改变为侵蚀性滑膜炎。受累关节进行超声检查，关节超声可见滑膜增厚，关节腔积液，肌腱周围低回声信号，以及骨侵蚀；能量多普勒可见增厚滑膜、肌腱周围以及骨侵蚀部位的血流信号。根据2008年新的类风湿关节炎诊断标准，关节超声发现的关节炎症可以被用于类风湿关节炎的诊断，因为超声检查可以发现亚临床的关节炎症，而且能量多普勒可以确定出现压痛的关节内是否存在炎症，使用关节超声检查可以提高早期类风湿关节炎诊断的敏感性和特异性。关节超声检查还是评价类风湿关节炎疾病活动度的客观和可靠的指标。

90. 送检病理标本时应注意哪些问题？

少数类风湿关节炎患者需要取活检行病理检查。医生在患者身上取下活检标本，要送标本到病理科有两种方式，一种是由该科医护人员派专人统一送达；另一种是由患者或者家属送达。在家属或患者自己送标本时要特别注意下列情况，以防搞错，引起后患。

（1）要带上"病理检查申请单"，要注意医生在申请单上填写的"姓名""性别""年龄""部位标本名称"等信息是否与本人完全一致；另外申请单中"简要病史""术中所见""临床诊断"等重要项目，是病理医生诊断时的重要参考资料，不能空缺。如有不符或空缺，都要请医生当面更正，填写完整。

（2）注意标本瓶标签上的姓名、部位，是否与患者完全一致，如有不符，请医生当面更正，以防错拿别人的标本。

（3）亲眼看到标本瓶/袋内的固定液中有刚取的活检标本，必要时加瓶盖，以防丢失、损害、荡出、干涸。

91. 取病理诊断报告书有什么注意事项?

一般常见的苏木精－伊红染色法（hematoxylin-eosin staining，简称 HE 染色法）切片，3 个工作日可出病理诊断报告。但根据准确诊断要求，有时需要取材、再切片，或骨质脱钙、特殊染色、免疫组化染色，或科内外会诊，或上级医院会诊等情况，病理诊断报告的时间可视具体情况，适当延长。

拿到病理报告后，立即找原取活检的科室医生，他们会针对病理报告的诊断意见，制定出相应的诊疗方案和措施。如果去其他医院就诊，最好借出病理切片。如果医生觉得病理结果有异议，需要病理会诊，可以马上进行，不需要再回原来的医院借片，以免耽误时间或延误诊治。

（吴系美，贾二涛）

第五章　明确疾病聊治疗

92. 有没有包治类风湿关节炎的"偏方"?

在三甲医院风湿免疫专科诊断类风湿关节炎是比较容易的，类风湿关节炎一旦确诊，最重要的是早期积极治疗。一般中、重度的类风湿关节炎，在疾病发生后的 1 ~ 3 年即可出现关节畸形和破坏。很多患者一听说"风湿"，就会立马想到某某"偏方"包治风湿病的宣传，不去正规医院专科就诊，去求助所谓"祖传秘方"，往往错过了早期治疗的最佳时机。风湿免疫专科医生强调早期治疗，主要是为了避免关节变形和残疾。希望有病不要乱投医，以免延误病情，遗憾终身。

93. 类风湿关节炎患者应如何选择口服治疗药物?

传统缓解病情，抗风湿类药物（DMARDs）包括：甲氨蝶呤（methotrexate，MTX）、羟氯喹（hadroxychloroquine，HCQ）、来氟米特（leflunomide，LEF）、柳氮磺胺吡啶片（sulfasalazine，SASP）和雷公藤多苷片（tripterygium glycosides，GTW）。

一旦确诊了类风湿关节炎，最终都需达到缓解病痛、病情无活动的治疗标准，即没有关节肿胀、疼痛和压痛，没有全身疲劳感。在这种情况下，每个人的体质不一样，病情的严重程度也不同，因此每个人的治疗方案也会略有差异。

对于疾病的活动度的衡量取决于患者关节肿胀程度和数目，同时结合实验室检查中 ESR 和 C 反应蛋白的指标，还有患者对自身疼痛和全身状况的自我评价。在用药之前，医生会对患者疾病活动度进行评估。根据疾病活动度严重程度选择用药模式。

若患者处于低疾病活动度，且从未使用过任何 DMARDs，建议首先使用单药甲氨蝶呤，而且单药治疗的剂量也要根据患者的病情和体重决定。常用的剂量是 10 ~ 15mg/ 周，观察 3 ~ 6 个月；单药甲氨蝶呤控制不佳，再换用其他 DMARDs 单药，疗效不佳的情况下逐渐上台阶治疗，可以 DMARDs 2 联疗法或 3 联疗法。可以在甲氨蝶呤的基础上联合其他 DMARDs（2 联），比如 MTX+ HCQ，MTX+ LEF，MTX+ SASP，MTX+GTW 等，或者在无 MTX 的基础上联合其他 DMARDs（2 联或 3 联）。这些药物如何联合也要讲究个体化原则，如仍在生育期的女性，不主张选择雷公藤多苷片，以避免对月经的影响；对磺胺类药物过敏的患者应避免使用柳氮磺胺吡啶；眼部之前有一些黄斑病变或有视野缺损的情况下要避免使用羟氯喹。

94. 治疗类风湿关节炎的首选药是什么？

甲氨蝶呤片（MTX）是国内、美国及欧洲公认的治疗类风湿关节炎首选药，它能控制类风湿关节炎病情，并可阻断关节畸形和破坏的进程，被称为治疗类风湿关节炎的"葵花宝典"。一般活动性类风湿关节炎，在没有特殊禁忌证、患者可以耐受的情况下，国内外风湿免疫专科医生都会毫不犹豫选择甲氨蝶呤作为最初治疗类风湿关节炎的首选药物。

95. 甲氨蝶呤是化疗药吗？

国产甲氨蝶呤说明书的主要适应证为各型急性白血病及多种恶性肿瘤，往往容易给类风湿关节炎患者造成误解和恐慌。"医生给我用这么毒的药物，会不会影响我的肝、肾功能？"这是患者最常问的一句话。国内甲氨蝶呤药品有口服片剂和注射液两种剂型，虽然国内临床上最常用的甲氨蝶呤口服片剂说明书适应证中无类风湿关节炎，但国外甲氨蝶呤的说明书适应证中有类风湿关节炎，并且美国食品药品监督管理局（Food and Drug Administration，FDA）早已批准 MTX 用于治疗成人类风湿关节炎。

另外，甲氨蝶呤的毒副作用和剂量有相关性。针对白血病及其他恶性肿瘤用药，甲氨蝶呤的剂量往往是类风湿关节炎治疗剂量的 100 倍，这时候很容易出现化疗药物的毒副作用和不良反应。临床使用时，国内针对类风湿关节炎治疗甲氨蝶呤治疗剂量一般在 7.5 ~ 20 mg/ 周，大多数患者是可以耐受的，少部分患者会出现不良反应。常见的不良反应有恶心、呕吐、口炎、腹泻、脱发、皮疹和肝损害，少数出现骨髓抑制，偶见肺间质病变。但甲氨蝶呤片对类风湿关节炎的治疗作用是确切的，是国内国际风湿界所公认的。因此，过分地担心甲氨蝶呤的副作用，放弃治疗是非常不理智的选择。

96. 甲氨蝶呤与肺间质纤维化有什么关系？

医生会建议类风湿关节炎患者在接受治疗前做肺部的相关检查，一旦发现有肺间质纤维化，就不建议使用甲氨蝶呤了。肺间质纤维化是否是使用甲氨蝶呤的禁忌，该观点在风湿病治疗中一直有争论。最初化疗剂量的甲氨蝶呤可以导致肺间质纤维化，同样，一部分类风湿关节炎患者也可以出现肺间质纤维化。针对已经出现肺间质纤维化的患者该不该用甲氨蝶呤呢？目前的观点是，如果已经出现明确的肺间质纤维化就避免使用甲氨蝶呤。但如果前期没有肺间质纤维化，而用药后出现肺间质纤维化，是药物所致，还是类风湿关节炎肺部受累的表现，这在目前仍无法区分。但总的治疗原则还是不能因噎废食，不能因为有肺间质纤维化的副作用，而不用甲氨蝶呤。

97. 止痛药在类风湿关节炎治疗中是怎样发展的？

对类风湿关节炎患者来讲，止痛药并不陌生。实际上，老百姓口中所谓的止痛药物，在医学界有另一个称呼——非甾体抗炎药。而医学中的止痛药，还有很多种类，我们只探讨一下非甾体抗炎药。目前类风湿关节炎的治疗原则是，当 DMARDs 治疗有效控制病情后，即停止使用非甾体抗炎药。但仍然有部分患者继续长期使用非甾体抗炎药来缓解疼痛，这是治疗中的误区。1980 年以前，类风湿关节炎治疗的原则是"金字塔上台阶"治疗模式，即先用非甾体抗炎药物控制关节肿痛症状，控制不好的情况下，加用缓解病情抗风湿类药物药物甲氨蝶呤等。但目前观点完全相反，首先早期积极用甲氨蝶呤等慢作用药物改善病情，但不能完全改善症状。炎症明显的情况下，可以给非甾体抗炎药物辅助改善症状，但不能长期维持治疗，应在 3~6 个月治疗后，症状缓解，病情改善后，停用非甾体抗炎药物。

98. 如何分别品种繁多的非甾体抗炎药物？

非甾体抗炎药物（NSAIDs）可以分为 4 类：

（1）选择性环氧合酶 1（COX-1）抑制剂：目前只有小剂量阿司匹林（< 0.3g/d）被列入此类。

（2）非选择性环氧合酶（COX）抑制剂：如布洛芬、萘普生、双氯芬酸钠、高剂量阿司匹林、吲哚美辛、吡罗昔康等。

（3）选择性环氧合酶2（COX-2）抑制剂：如美洛昔康、氯诺昔康、尼美舒利、萘丁美酮、依托度酸等。

（4）高度选择性环氧合酶2（COX-2）抑制剂：如塞来昔布、罗非昔布（已经退市）。

药物对COX-1与COX-2选择性的不同产生不同的不良反应，其中选择性COX-1抑制剂和非选择性COX-1抑制剂有胃肠道不良反应。选择性COX-2抑制剂和高度选择性COX-2抑制剂与前者相比，胃肠道不良反应减少，而心血管不良反应增加。可以导致血压升高、浮肿、心衰加重、心肌缺血事件增加、脑卒中增加、死亡率增加，在使用此类药物前要充分评估心血管风险，合理选择药物。

对于胃肠道和心血管疾病风险最低的患者，使用非选择性COX-1抑制剂非特异性（布洛芬、双氯芬酸钠或萘普生）是合理的；对于合并或既往有胃肠道出血、溃疡和穿孔的患者，单用COX-2抑制剂（塞来昔布和依托考昔）或使用非选择性NSAIDs加抑制胃酸产生保护胃黏膜的质子泵抑制剂——PPI（泮托拉唑、奥美拉唑）是合理的；如果患者胃肠道风险较高但心血管风险一般，布洛芬、双氯芬酸加PPI或COX-2抑制剂加PPI是最佳选择；如果患者胃肠道和心血管风险均较高，建议避免使用所有NSAIDs，或尽量短期、低剂量使用双氯芬酸、萘普生、塞来昔布或依托考昔加PPI。

另外，还要注意NSAIDs药物的肝脏毒性。目前认为NSAIDs心血管不良反应的大小排序为：高度选择性COX-2抑制剂＞选择性COX-2抑制剂＞非选择性COX-1抑制药。选择性COX-1抑制剂（如低剂量阿司匹林）具有心血管保护作用，因此服用小剂量阿司匹林没有心血管风险反而有益，但其镇痛效果欠佳。

99. 糖皮质激素的发展历程是怎样的？

糖皮质激素（简称激素）在类风湿关节炎治疗中的作用一直是一

个备受关注的话题。糖皮质激素由于见效快而在私人诊所和小医院被滥用，特别是长期大剂量使用，往往导致严重不良反应的发生，这正是正规医院风湿免疫科医生最不愿看到的现象。

在 1980 年之前，因糖皮质激素能很快控制炎症，较好地控制关节肿痛症状，成为治疗严重类风湿关节炎的主要药物，后来因为其副作用较大而被抛弃。通过近十余年进一步研究发现，小剂量糖皮质激素可阻断类风湿关节炎的骨破坏，降低炎症标记物水平，并减轻症状严重程度。因此，小剂量糖皮质激素又被列入 DMARDs，再次受到"恩宠"。早期类风湿关节炎患者中，存在治疗的"机会窗"，甲氨蝶呤联用泼尼松可减少骨侵蚀的发生。当然，要改善患者的生活质量，仍需要两种传统意义上的 DMARDs 联用，因为它们具有协同作用。

然而，激素引起的不良反应一直是令医师担忧的问题。激素引起的不良反应与剂量密切相关。一些不良反应（如骨坏死、激素性肌病、激素性精神症状和胰腺炎）在小剂量激素治疗中罕见。骨质疏松症是使用激素的一个非常明确的不良反应。尽管骨质疏松及骨折的发生与剂量、疗程密切相关的，目前有证据表明，即使每天使用 2.5 mg 泼尼松，也会增加骨量丢失和骨折的危险性。有研究提示，在服用糖皮质激素的患者中，即使骨密度处于较高的水平，也较容易发生骨折，这说明糖皮质激素相关骨折可能并不完全与骨密度下降有关。值得高兴的是，激素相关的骨质疏松目前已经可以被有效地预防。目前的系统评价表明，使用小剂量泼尼松（日剂量 <7.5 mg）并不会引起人们所担心的很多不良反应。有些患者关节肿痛明显，非甾体抗炎药（NSAID）无效，DMARDs 起效又慢，就像下阶梯治疗方案中提出的那样，在改善病情药物起效之前，联合用小剂量的类固醇皮质激素（泼尼松 10 ～ 20mg/d），之后用小量激素维持。这样可尽快诱导病情缓解，起过渡"桥梁"作用。当关节肿痛基本缓解，DMARDs 也开始起效时，

激素逐渐减量至停用。这样既发挥了激素较强的抗炎作用，又避免了长期应用激素所造成的不良反应。小剂量糖皮质激素也可导致体重增加、高血糖、高血压、骨密度下降、骨折风险提高、认知障碍、感染风险提高以及白内障的发生，若合并有这些潜在风险存在，则不建议小剂量长期使用糖皮质激素。

因此，激素在类风湿关节炎的治疗过程中是一把双刃剑，一般仅作为控制病情的暂时性辅助药物。

100. 如何正确使用糖皮质激素？

糖皮质激素具有较强的抗炎作用，能迅速改善关节肿痛和全身症状。国内外类风湿关节炎使用糖皮质激素的指征主要包括：伴有血管炎等关节外表现的重症类风湿关节炎；不能耐受非甾体抗炎药物治疗的类风湿关节炎患者治疗；经济条件差，不能接受生物制治疗的类风湿关节炎患者；其他传统药物和生物制剂联合治疗效果不佳的类风湿关节炎患者；伴局部激素治疗指征（如关节腔内注射）。

小剂量激素（泼尼松 ≤ 7.5 mg/d 或其他等效剂量的激素，如甲泼尼龙片 ≤ 6mg/d）可作为类风湿关节炎起始治疗方案的一部分，疗程最长不超过 6 个月，并应采取补充钙剂、维生素 D 等减少激素副作用的措施；对于伴有血管炎、心、肺或神经系统等受累的重症类风湿关节炎患者，可使用中、高剂量激素。

101. 治疗类风湿关节炎的生物制剂都有哪些？

生物制剂的出现对类风湿关节炎的治疗是一个新的里程碑。它的出现，为一些重症和难治性类风湿关节炎治疗中了一把利器。这类药物作用效果快，控制和阻断炎症作用明显，但价格昂贵（好在是近期都有大幅度降价，能够普惠更多人群）。

生物制剂主要包括有二大类：

（1）肿瘤坏死因子抑制剂（tumor necrosis factor inhibitors，TNFi）类生物制剂，包括：依那西普及其生物类似物（重组人Ⅱ型肿瘤坏死因子受体-抗体融合蛋白）、英夫利西单抗、阿达木单抗、赛妥珠单抗、戈利木单抗等。

（2）非肿瘤坏死因子抑制剂类生物制剂，包括：白介素-6拮抗剂（如托珠单抗）、抗CD20单抗（如利妥昔单抗）、白介素-1拮抗剂（如阿那白滞素）及阿巴西普等。

随着医学的迅速发展，第一个类风湿关节炎相关炎症因子的发现，开启了类风湿关节炎靶向治疗的新时代！Janus激酶（Janus Kinases，JAKs），是在JAK-STAT通路中促进细胞因子受体信号传导的四种细胞内蛋白中的一种，作用机制升级，有助于更好治疗类风湿关节炎。国内外指南一致认可JAK抑制剂的类风湿关节炎治疗地位，并与生物制剂DMARDs同等推荐。加上口服方便，起效快，安全性和耐受性良好，给类风湿关节炎患者带来新的曙光！

102. 哪些人群需要使用生物制剂？

类风湿关节炎患者疾病处于中、重度活动，且使用传统抗风湿类药物（DMARDs）缓解病情，单药甲氨蝶呤控制不佳后，再换用其他DMARDs单药；或DMARDs 2联疗法或3联治疗不佳后，在经济条件许可的情况下，可以在甲氨蝶呤的基础上或非甲氨蝶呤的基础上联合TNFi（如依那西普，英夫利昔单抗、阿达木单抗等）。效果仍不佳时可考虑继续上台阶治疗，即在甲氨蝶呤的基础上或非甲氨蝶呤的基础上联合非肿瘤坏死因子抑制剂（如托珠单抗、利妥昔单抗或阿巴西普等）。也可直接选用靶向小分子药物JAK抑制剂（托法替布片或巴瑞替尼片等）。

103. 生物制剂与乙肝、结核感染和肿瘤之间应如何平衡？

对于那些无法用传统药物 DMARDs 控制病情活动的类风湿关节炎患者，针对类风湿关节炎体内炎症，肿瘤坏死因子 -a（TNF-a）的治疗是不可或缺的替代方案。使用肿瘤坏死因子抑制剂（TNFi）对比使用常规传统的缓解病情抗风湿类药物的患者，其发生严重感染、肺结核的风险更高，导致乙肝病情加重，带状疱疹感染升高的风险也不排除与用药有关，在实体瘤、淋巴瘤或黑色素瘤方面风险轻微增加。因此，在使用生物制剂之前是需要排查患者结核和乙肝感染情况，即使在没有活动性肺结核的情况下，对于患有慢性或反复性感染以及导致易感染的基础疾病的患者，在开始 TNF-a 阻滞剂治疗前也应慎重考虑其风险和收益。对老年人和体质虚弱患者，有结核易感风险的情况下，使用生物制剂还是要权衡利弊慎重选择。65 岁以上及同时服用免疫抑制剂的患者发生感染的风险更高。TNF-a 阻滞剂治疗开始前和治疗中应定期对患者进行活动性肺结核的评估及隐性感染的检查。

104. 生物制剂会有依赖性吗？

很多患者一听说使用生物制剂，就担心该药物价格如此昂贵，如果有依赖性，不能停药，经济负担太重。实际上，生物制剂使用也是针对中、重度的类风湿关节炎患者，在传统抗风湿类药物缓解和控制病情不佳的前提下才会使用。这类患者病情进展快，容易出现关节畸形，适时的选择生物制剂治疗，降低致残率是很有必要的，若病情逐渐控制稳定，生物制剂是可以优先考虑减停的药物。该类药不会产生依赖性，而是根据病情严重程度决定是否使用，因此，不应过分担心。

105.使用生物制剂的过程中"感冒"了怎么办?

TNFi 最大的不良后果就是增加感染,尤其是结核的发生率。此外,还有研究证实,TNFi 同严重细菌、真菌感染的有相关性。在临床上最常见的就是,在使用该药过程中合并上呼吸道感染——就是我们俗称的"感冒"。适逢需要注射生物制剂的时期,建议先避开感染期,处于恢复期,或等感冒症状完全恢复后再行注射。

106.生物制剂在类风湿关节炎治疗过程中应如何减量?

使用生物制剂治疗类风湿关节炎,当病情缓解时如何减量,目前国内外专家还没有共识或相应指南。一般情况下,可以根据患者个体情况选择减量的方式,比如减少剂量或者延长用药间隔。根据不同生物制剂药物作用的半衰期来选择用药间隔的长短,比如阿达木单抗的药物半衰期的时间是 14 天,而依那西普是 7 天,那么减量过程中前者的间隔就可以比后者的间隔相对长些。

107.雷公藤多苷在类风湿关节炎的治疗中有哪些优缺点?

雷公藤多苷是从植物雷公藤根部提取精制而成的一种脂溶性混合物,是我国首先研究利用的抗炎、免疫调节中草药制剂,有"中草药激素"之称,保留了雷公藤生药的免疫抑制作用的基础上又去除了许多毒性成分,是我国首创的一种抗风湿药物,用于治疗类风湿关节炎已有 30 多年的历史。1981 年,雷公藤多苷临床上开始用于治疗类风湿关节炎、强直性脊柱炎、狼疮性肾炎等多种风湿免疫性疾病和肾病,甚至可用于治疗皮炎湿疹等。雷公藤多苷具有抗炎止痛及免疫抑制双重作用,起效较快,疗效肯定,价格不贵,服用方便,很受风湿免疫科医生和患者的欢迎。第三代雷公藤制剂昆仙胶囊有"减毒增效"功能，正越来越多地被临床应用。

年轻的育龄期患者使用该药却要格外注意。研究证明，女性肾病患者用过雷公藤多苷以后，出现月经紊乱或者闭经者高达 65%，当总量达到 8000mg 时，闭经的发生率甚至可以达到 95%；男性患者则表现为精子减少和无精子。有专家认为，60% ~ 70% 的患者可以自然恢复，但是对于剂量更大、年龄更高用药时间更久者，自然恢复的可能性并没有这么高。雷公藤多苷可以导致卵巢功能减退和衰竭，卵巢分泌的雌激素随之减少，反馈到垂体引起卵泡刺激素（FSH），促黄体生成素（LH）些促性腺激素分泌过高，所以产生闭经。这样的闭经绝不仅仅是不来月经这样简单，雌激素减少引起的一系列健康问题才更可怕，提前进入更年期对人体的影响也是广泛而深刻。

因此，鉴于使用雷公藤多苷的不良反应主要集中在生殖系统，所以尽量不要在年轻女性或有生育计划的男性患者中使用，多选择在老年组或短期使用。雷公藤多苷片用于老年人轻型类风湿关节炎单药治疗或中、重度类风湿关节炎的联合治疗，应该算是一种很好的抗风湿药物。

108. 硫酸羟氯喹和柳氮磺胺吡啶是如何发展的？

最初，氯喹和青蒿素是我国研究用来治疗疟疾的药物。我国科学家屠呦呦因研究青蒿素而获得诺贝尔奖，也使得青蒿素名声大噪。氯喹与青蒿素类似，以往也是用来治疗疟疾的，虽然它没有受到诺贝尔奖的热宠，它的"弟弟"——羟氯喹却是风湿免疫科医生的"热宠"。近 30 年来的临床研究证实，它的药理功能也是非常强大的，除了抗疟疾的作用，其他的药理作用逐步也被发现和证实，并应用到临床上，成为风湿免疫科医生的"法宝"之一。硫酸羟氯喹具有明确的抗炎作用，可以用于治疗类风湿关节炎和其他结缔组织病，并具有治疗光敏、抗血栓，调整血脂紊乱等优点，可以用于有生育要求的年轻女性患者的治疗。特别是近十年来，国际循证医学证明，羟基氯喹可以防止系统性红斑狼疮（Systemic Lupus Erythematosus，SLE）复发，提高生存率，被用作 SLE 的基础用药。

柳氮磺胺吡啶和羟氯喹一样，独辟蹊径。在研发初期用意和它目前在类风湿关节炎治疗中的作用完全不同。柳氮磺胺吡啶属于磺胺类抗菌药。属于口服不易吸收的磺胺药，吸收部分在肠微生物作用下分解成 5- 氨基水杨酸和磺胺吡啶。5- 氨基水杨酸与肠壁结缔组织络合后较长时间停留在肠壁组织中起到抗菌消炎和免疫抑制作用，如减少大肠埃希菌和梭状芽孢杆菌，同时抑制前列腺素的合成以及其他炎症介质白三烯的合成。最初主要作为治疗溃疡性结肠炎的一线用药，后来发现溃疡性结肠炎的患者经过柳氮磺胺吡啶的治疗后，关节肿痛的症状也缓解，从而进一步研究发现其具有免疫抑制和抗炎的作用，因此目前临床上广泛用于治疗类风湿关节炎、脊柱关节病等风湿免疫疾病。

109. 类风湿关节炎药物治疗中联合用药有哪些搭配模式？

甲氨蝶呤（MTX）的基础上联合：

（1）在 MTX 的基础上联合其他 DMARDs（2 联），比如：MTX+ 羟氯喹（HCQ），MTX+ 莱氟米特（LEF），MTX+ 柳氮磺胺吡啶（SASP），MTX+ 雷公藤多苷（GTW）。

（2）在 MTX 的基础上联合其他 DMARDs（3 联）。

（3）在 MTX 的基础上联合肿瘤坏死因子抑制剂（TNFi），如依那西普，英夫利昔单抗、阿达木单抗等。

（4）在 MTX 的基础上联合除外肿瘤坏死因子抑制剂（TNFi）的

其他生物制剂。

（5）在 MTX 的基础上联合靶向小分子药物 JAK 抑制剂如托法替布片（如尚杰）或巴瑞替尼片（如艾乐明）等。

非 MTX 的基础上联合：

（1）其他 DMARDs 联合。

（2）其他 DMARDs 联合肿瘤坏死因子抑制剂（TNFi）。

（3）其他 DMARDs 联合除外肿瘤坏死因子抑制剂（TNFi）的其他生物制剂。

（4）上述疗法无效的情况下可选择非 MTX 的基础上联合托法替布或巴瑞替尼。

在上述治疗基础上病情仍处于中、高度活动，可以适量增加小剂量激素。

110. 类风湿关节炎 "倒金字塔" 治疗方案是怎样发展的？

1980 年之前，类风湿关节炎的 "金字塔" 治疗方案中，把 "非甾体类抗炎药（NSAIDs）" "适当锻炼" "患者教育" 作为最初的治疗措施，是金字塔的底部。NSAIDs 类药物就是所谓的一线药物；一线药物无效的患者逐步加用柳氮磺胺吡啶、羟氯喹、金制剂，就是所谓的二线药物；二线药物无效后再上一层是甲氨蝶呤（MTX）、环磷酰胺（CTX）、青霉胺，这些就是所谓的三线药物；金字塔的顶端是试验性药物及糖皮质激素。

由此可见，以往的风湿免疫科医师对于采用糖皮质激素治疗类风湿关节炎持非常保守的态度。临床上，糖皮质激素仅用于活动性关节炎同时伴有发热、贫血等全身症状，出现严重内脏受累，以及对 NSAIDs 药物、缓解病情抗风湿药（DMARD）等常规治疗药物无效的患者。在激素剂量、疗程选择上，主张短期（不超过 3 个月）和小剂量治疗（泼尼松每日剂量不超过 10 mg）的治疗。

1990 年以后，类风湿关节炎的治疗观念发生了质的转变，出现了新的里程碑式的治疗方案。早期积极治疗的理念深入到每个风湿免疫科医师的治疗方案中。类风湿关节炎发病 1～2 年后，很多患者已经出现了关节软骨及骨的破坏，失去最佳治疗机会，因此新的治疗方案不再用非甾体抗炎药物来控制病情，而在发病早期积极使用曾经的"二、三线药物"——甲氨蝶呤等改善病情药物（DMARDs），必要时联合用药，以控制病情发展，使大多数患者病情尽快得到缓解。

近十年来，荷兰 Boers 教授大胆地提出，糖皮质激素也是一种DMARDs。经临床验证，糖皮质激素可延缓 X 线骨质破坏出现。在治疗的早期"机会窗"联合用药，可以减少骨侵蚀的发生，而且具有持续性的作用。应尽早考虑合用 2 种或 2 种以上 DMARDs，甚至激素和生物制剂，使病情尽快缓解，以后逐渐减少用药，最后用一种不良反应少、耐受性好的药物维持治疗，即所谓"下台阶"或"倒金字塔"治疗方案。

111. 什么是早期、联合、达标、个体化治疗？

早期积极治疗属于治疗观念的改变。类风湿关节炎滑膜炎在最初 1～2 年内进展很快，50% 的关节软骨及骨破坏在此期发生。如果采用传统金字塔治疗方案，一般是先选用一线药（非甾体抗炎药物，NSAIDs），如布洛芬、双氯芬酸钠、美洛昔康等非甾体抗炎药，治疗一段时间，无效或效果不满意，加用二线药，如金制剂、氯喹、柳氮磺胺吡啶、青霉胺等，又治疗一段时间，效果还不满意，再加用三线药物，如甲氨蝶呤、硫唑嘌呤、环孢素 A、来氟米特等。这样，1～2年时间就过去了，很多患者已经出现了关节软骨及骨的破坏，失去最佳治疗机会。早期治疗是指一旦确诊类风湿关节炎，及时加用二、三线改变病情药（DMARDs），必要时联合用药，甚至是加用肿瘤坏死因子抑制剂（TNFi）和非 TNFi 等生物制剂药物，以控制病情发展，使大多数患者病情完全缓解。

联合用药的目的，是同时使用作用机制不同或作用部位不同的药物以增加疗效，或减少每种药的用量以减少不良反应。如果单用 NSAIDs，优点是起效快，但只能缓解症状，不能抑制疾病进展。如单用 DMARDs，虽能使部分患者病情缓解，但需服药后 2 ~ 3 个月才起效，在起效之前，患者难以耐受。通常在疾病初期 NSAIDs 和 DMARDs 联用。另外对一些顽固性或难治性类风湿关节炎，单用一种 DMARDs 不能控制病情，应尽早考虑合用 2 种或 2 种以上 DMARDs，甚至激素和生物制剂，使病情尽快缓解，以后逐渐将用药减少，最后用一种不良反应少、耐受性好的药物维持治疗。

目前公认的最佳联合方案有：NSAIDs+ 甲氨喋呤 + 柳氮磺胺吡啶；NSAIDs+ 甲氨蝶呤 + 抗疟药；NSAIDs+ 甲氨蝶呤 + 雷公藤多苷；NSAIDs+ 甲氨喋呤 + 硫唑嘌呤。无论哪一种都有甲氨蝶呤，如果患者对甲氨蝶呤不能耐受，则可改用其他改善病情药物联合。为避免药物不良反应，联合治疗中所选用的各种药物均可酌情减量，如甲氨蝶呤可选用 7.5mg/ 周和柳氮磺胺吡啶 1.5g/d。

达标治疗于 2010 年提出：治疗类风湿关节炎的首要目标是实现临床缓解，即代表炎性疾病明显活动的症状和体征完全消失。有证据表明，在以临床缓解为明确目标的前提下，病情低活动度也可以作为替代目标，特别是对于长病程的类风湿关节炎患者。在达到既定目标之前，应该至少每 3 个月调整一次药物治疗方案。应该定期评估并记录疾病活动度。对于病情高度或中度活动的患者，应该每月随访一次，持续维持低度活动或临床缓解的患者也应该每 3 ~ 6 个月随访一次。在常规诊疗工作中，运用多种已验证的、包含关节计数的复合评估系统来监测疾病活动度，有助于指导治疗决策。

众所周知，类风湿关节炎是一种异质性疾病，临床表现、对治疗的反应以及预后转归都有很大不同，因此也应遵守个体化治疗原则，这就是所谓的"同病不同药"。

112. 为什么会有"同病不同药"的现象？

有时候病友之间聊天会发现，大家都得了同一个疾病——类风湿关节炎，也许看的也是同一个风湿免疫科医生，但有时候用药却不同。难道医生对患者有不同的偏好？回答这个问题，需要患者充分了解个体化治疗的概念。类风湿关节炎在不同的人群中临床上也不尽相同。总的来讲分轻、中、重三类，在这三类中也可因个体有不同的合并症和并发症，从而用药是不同的。

大约有 10% 左右属于所谓的"良性"类风湿关节炎，即临床症状轻，发作一次后缓解，至少一年或几个月不再发作。对这类患者可选用一种非甾体抗炎药物（NSAIDs）和一种传统缓解病情抗风湿类药物（DMARDs），症状控制后停用 NSAIDs，用 DMARDs 维持治疗一段时间，也可以减量至停用。

大多数患者病情时好时坏，反复发作，这类患者如果不规范治疗，1 ~ 2 年内可出现关节软骨和骨的破坏。有的患者对治疗反应好，经一种 DMARDs 治疗病情可获得缓解，但需长期维持治疗；有的患者经一种 DMARDs 治疗，病情不能完全缓解，尤其是血清中有高滴度自身抗体及免疫球蛋白者，需 2 种或 2 种以上 DMARDs 联合治疗，病情控制后，再选用一种耐受性好的 DMARDs 维持治疗。

还有少部分是难治性类风湿关节炎，使用 2 种或 2 种以上的 DMARDs 联合治疗至少半年，而疗效不满意者，占总类风湿关节炎人数的 10% ~ 20%。一般认为，有以下情况的类风湿关节炎患者很可能发展为难治性类风湿关节炎：① HLA-DR4（+）；②病情活动指数高（包括关节肿胀数、关节压痛指数、血沉、患者对自身健康的评估）；

③CRP 持续升高及高滴度类风湿因子（RF）④伴有皮下结节、血管炎、血小板增多、贫血等关节外表现；⑤未能在早期接受合理抗风湿治疗者；⑥关节 X 线相显示软骨和骨的破坏进行性加重。

对难治性类风湿关节炎患者，如何治疗才能使病情达到缓解，国内外风湿病学者都进行了不少的探索，提出了一些治疗方案，主要有以下七种。

（1）新型免疫抑制剂的选择。艾拉莫德作为一种新型免疫抑制剂在类风湿关节炎治疗中应用日趋广泛，该药物是一类新药、原研药物，三期实验发表在美国类风湿核心刊物 A&R 杂志上，与金标准药物甲氨蝶呤（MTX）相比，具备以下特点：①疗效相近（ACR20 评分、实验室指标 ESR、RF、CRP 均无统计学差异）；②安全性好（主要不良反应为肝酶升高，恶心、纳差、头晕与 MTX 相比具有显著差异，其他不良反应无统计学差异），适合于长期使用及联用，副作用少于 MTX，对于 MTX 或者其他 DMARDs 无效的患者换用艾拉莫德，或者加用艾拉莫德，对大部分患者有效；③该品种能通过促进成骨相关转录因子抗体（Osterix）的表达促进成骨细胞分化，是目前市面上同类药物中唯一具备促进骨生成机制的药物，能极大改善患者预后，延缓关节功能丧失；④治疗 RA 的有效性及安全性已在不同类型的临床研究中得到证实，并已被中国、日本及亚太其他地区推荐用于活动性 RA 的治疗。

（2）生物制剂的应用。生物制剂的原理是通过抗细胞因子抗体、抗细胞因子受体抗体或可溶性细胞因子受体来阻断细胞因子的生物活性，从而发挥治疗作用。近年北美和欧洲先后批准几种治疗类风湿关节炎的生物制剂应用于临床，如依那西普及其生物类似物（重组人Ⅱ型肿瘤坏死因子受体 – 抗体融合蛋白）、英夫利西单抗、阿达木单抗、赛妥珠单抗、戈利木单抗、托珠单抗、利妥昔单抗、阿那白滞素及阿巴西普等，在难治性类风湿关节炎治疗中取得令人鼓舞的疗效。

（3）环磷酰胺和环孢素 A 的应用。近年来，国内外均有报道环磷酰胺（CTX）冲击（400mg，2 周 1 次；或 800mg，2 ~ 4 周 1 次）治疗对难治性类风湿关节炎取得满意疗效。环孢素 A 单用或与其他 DMARDs 联合用，在一些难治性类风湿关节炎中也有较好的疗效。

（4）类固醇皮质激素的应用。有些患者关节肿痛明显，应用 NSAIDs 无效，DMARDs 起效又慢，就像下阶梯治疗方案中提出的那样，在改善病情药物起效之前，联合用小剂量的类固醇皮质激素（泼尼松 10 ~ 20mg/d），甚至还有人提出先用甲泼尼龙（200 ~ 500mg/d，连用 3 天），进行激素冲击治疗，之后用小量激素维持。这样可尽快诱导病情缓解，起过渡"桥梁"作用。当关节肿痛基本缓解，DMARDs 也开始起效时，激素逐渐减量至停用。这样既发挥了激素较强的抗炎作用，又避免了长期应用激素所造成的不良反应。

（5）免疫吸附疗法。美国 FDA 已批准用蛋白 A 免疫吸附柱治疗难治性类风湿关节炎。2002 年美国风湿病学会年会修订类风湿关节炎治疗指南中，将免疫吸附疗法列为类风湿关节炎的治疗方法之一。此方法是利用吸附柱中蛋白 A 与人血清 IgG 的 Fc 段相结合的能力，将类风湿关节炎患者血浆中的 IgG 和 IgM 免疫复合物吸附，然后去除。临床实践已证明免疫吸附疗法对难治性类风湿关节炎的疗效肯定，但应注意，此法一定与 2 种以上 DMARDs 联合应用，才能使病情长期缓解。

（6）造血干细胞移植。实际上是一种强化免疫抑制治疗，对难治性类风湿关节炎的近期疗效肯定，远期疗效尚待进一步观察。因其费用昂贵，且有一定风险，仅用于其他治疗无效的重症难治性类风湿关节炎。

（7）靶向治疗新时代。随着医学的迅速发展，近两年开启了类风湿关节炎靶向治疗的新时代！有一部分难治性类风湿关节炎患者疾病处于重度活动，使用传统抗风湿类药物（DMARDs）2 联疗法或 3 联治疗疗效不佳，或求助生物制剂之后也疗效不够满意的情况下，也可直接选用靶向小分子药物 JAK 抑制剂托法替布片（如尚杰）或巴瑞替尼片（如艾乐明）等。国内外指南一致认可 JAK 抑制剂的类风湿关节炎治疗地位与生物制剂 DMARDs 同等推荐。加上口服方便，起效快，安全性和耐受性良好等优点，给类风湿关节炎患者带来新的希望，更多新的选择！

113. 哪些类风湿关节炎患者需要进行手术治疗？

类风湿关节炎患者在早期没有积极用药治疗，错过了最佳治疗时机，出现关节破坏性畸形，主要是髋关节和膝关节破坏导致的畸形影响患者生活质量。目前膝关节和髋关节的人工关节置换术已非常成熟，手术治疗后患者的生活质量可以大大提高。

114. 手术能彻底治愈类风湿关节炎吗？

类风湿关节炎不单是特定累及某个固定的关节，有些患者受累关节较少，出现其他关节破坏之前就已经使用阻断病情的抗风湿药物，从而减少或阻断了对其他关节的破坏。对已发生破坏的关节，目前对膝、髋关节的关节置换手术技术已非常成熟。治疗的方法是用人工关节替代已破坏的关节，术后可以提高患者的生存质量，但不等于将类风湿关节炎治愈。过了围手术期后，针对类风湿关节炎还需要继续使用传统缓解病情的抗风湿类药物，避免其他关节继续出现破坏和致畸的可能。有些患者认为手术后就可以停用药物的想法是非常错误的。

115. 类风湿关节炎治疗过程中需要补钙吗？

很多患者在医生开的处方当中常常会看见有辅助补钙的药物，甚至有抗骨质疏松症的三联治疗药物。为什么大部分患者都需要补钙治疗呢？原因主要有4种：①类风湿关节炎在发病机制中，会影响骨质的生成，往往合并骨量减少，甚至有很多患者合并严重的骨质疏松；②当类风湿关节病情严重时，影响患者的日常活动，运动量减少，也加重了钙质的流失；③还有一些患者因病情需要加用小剂量的糖皮质激素，也会导致钙质流失；④50岁以上的老年女性是类风湿关节炎的一个高发人群，这类人群往往已经合并绝经后骨质疏松症。因此，除治疗类风湿关节炎本身的药物外，治疗和缓解骨质疏松的药物也很常用。

（赵春梅，李博）

第六章　用药不适须就医

116. 怎样正确看待药物的不良反应？

不管在门诊还是在住院病房，当风湿免疫科医生开具治疗类风湿关节炎药物的处方前，一定会和患者沟通。医院规定，对于有些药品需患者签署药物不良反应和副作用的知情同意书。尽管不良反应和副作用不是每位患者都会出现，但不同个体的不良反应的轻重缓急差异较大。有些患者盲目用药，可能会引起不必要的器官受损；有些患者过于顾忌药物的不良反应和副作用，产生恐惧心理，而拒绝用药，造成病情延误。

117. 甲氨蝶呤有哪些不良反应？

甲氨蝶呤作为治疗类风湿关节炎的一线药物，其不良反应可能的表现形式主要有胃肠道不良反应、皮疹、肝损害、骨髓抑制、肺间质纤维化、高尿酸血症肾病等。

（1）胃肠道不良反应。甲氨蝶呤最常见的胃肠道不良反应，主要表现为恶心、呕吐、食欲减退等，不同患者反应的严重程度也因人而异。有的患者口服后第一天就有症状，不想进食，但随后的几天症状逐渐好转，直到下次吃药再次出现；有的患者随着服药时间增加会逐渐耐受。建议这两种患者长期服药。

有些患者表现为严重的胃肠道症状,表现为恶心、呕吐,不能进食,症状持续数天。这种现象表明患者不能耐受此药。当出现上述症状时,需要及时就诊,重新调整治疗方案。

(2)皮疹。患者对甲氨蝶呤过敏的皮疹表现个体差异较大,如瘙痒性水肿型红斑和环形红斑。当患者出现上述表现应立即停药,就诊风湿免疫科和皮肤科调整治疗方案。

(3)肝损害。甲氨蝶呤的肝损害相对常见,包括黄疸,氨基转移酶(简称转氨酶,包括丙氨酸氨基转移酶和天冬氨酸氨基转移酶)、碱性磷酸酶、γ-谷氨酰转肽酶等指标增高,长期口服可导致肝细胞坏死、脂肪肝、纤维化甚至肝硬化。在用药的过程中,初用患者每月需查肝功能,当肝功能出现转氨酶轻度升高(2倍以内升高),可以口服保肝药物的情况下用药观察,当转氨酶3倍以内升高时则考虑要停用甲氨蝶呤片,积极保肝治疗,换用其他药物。随后患者服用药物早期无不良反应,转氨酶持续正常的情况下,也需每3月定期随访肝功能。

(4)骨髓抑制。少数患者服用甲氨蝶呤后可出现骨髓抑制,主要表现为白细胞下降,对血小板也有一定影响。因此,在初期服用甲氨蝶呤片时需要每2周复查血常规,随后无不良反应时,应每月复查血常规。当白细胞下降时,患者容易反复感染;血小板减少时,患者会出现牙龈、鼻腔出血。发现上述症状时,应立即停用药物。若出现严重白细胞或血小板减少,应警惕出现致命性全血细胞减少症,此时应立即尽早停药,并输血和使用集落细胞刺激因子治疗。

(5)肺间质纤维化。长期使用甲氨蝶呤时,可致肺间质纤维化。类风湿关节炎本身也会合并肺间质纤维化。已经出现肺间质纤维化时是否可以使用甲氨蝶呤,是目前有争论的话题。权衡利弊,治疗期间观察尤其重要。用药期间没有发生肺间质纤维化,也需警惕,当患者出现刺激性咳嗽或渐进性胸闷气短时,需要积极就诊风湿免疫专科或呼吸科,行肺CT等相关检查。若有严重肺间质改变,需要调整用药。

（6）肾脏损害。大剂量应用甲氨蝶呤时，药物原型和代谢产物沉积在肾小管，可表现为血尿、蛋白尿、尿少、氮质血症甚至尿毒症。但一般类风湿关节炎治疗时，甲氨蝶呤的用量都较小，临床上肾脏损害较为少见。长期服药时，可每 1~2 个月复查尿常规和肾功能。

有些患者服药时间较久时会出现口炎、腹泻、脱发，停用药物后症状可逐渐改善。症状较轻的患者，复诊时要及时告知医生。这种现象可以通过服用甲氨蝶呤后 24 小时加用叶酸（5mg/ 周）减轻皮肤黏膜损害、胃肠道反应及转氨酶升高的发生率。若症状持续加重不能缓解，则需要停药，换用其他药物。

118. 使用甲氨蝶呤时有哪些注意事项？

鉴于存在上述多种可能的不良反应和副作用，一般在使用甲氨蝶呤前需要完善血常规，尿常规，肝、肾功能等检查，有呼吸系统症状的患者，还需要完善肺 CT 或胸片检查。用药后要积极配合医生，定期复查随访，不能在家中长期服药，而不去医院复查。

另外，因甲氨蝶呤具有免疫抑制的作用，活动性肺结核、乙肝或丙肝血清学指标阳性的患者一定要慎用。尤其我国是乙肝患病大国，类风湿关节炎合并慢性乙型活动性肝炎的患者比较常见，这一类患者应在肝病科和风湿免疫科医师的共同诊治下用药。

119. 来氟米特有哪些不良反应？

来氟米特和甲氨蝶呤的作用机理类似，均起到抑制免疫的作用，从而用于活动性类风湿关节炎。因此它们的不良反应也有相似之处，但也有部分差异。来氟米特常见的不良反应主要有肝脏损害、脱发、口腔溃疡、消化道症状、全身重症皮疹、白细胞下降、粒细胞缺乏等，这些和甲氨蝶呤的不良反应类似。此外，还可能出现血压升高和消化道不良反应等。

（1）转氨酶升高和白细胞下降。来氟米特可引起一过性丙氨酸氨基转移酶（ALT）升高和白细胞下降。服药初期和甲氨蝶呤一样，应定期检查 ALT 和白细胞。一般在 1 ~ 3 月的时间复查血常规和肝功能，用药前及用药后每月检查 ALT，检测时间间隔视患者具体情况而定。

（2）血压升高。血压升高时患者往往会表现为头痛，这是来氟米特较甲氨蝶呤相对独特的不良反应。血压升高引起的头痛，可以在服药过程中逐渐耐受，患者出现症状时应观察随访，同时监测血压。随着服药时间增长，大部分患者头痛逐渐耐受，可不必停药。但有些患者血压逐渐升高，这时需要权衡利弊，必要时停药或改变治疗方案。

（3）消化道不良反应。来氟米特另外一个较为常见的不良反应是腹泻。临床实践中，减小药物剂量对减轻腹泻有效。类风湿关节炎的治疗剂量一般为 10 ~ 20mg/ 日，较少出现腹泻症状。大部分患者出现腹泻症状是暂时的，不应因此而停止用药。

120. 使用来氟米特时有哪些注意事项？

用药前需要了解患者血常规、尿常规、肝肾功能基础情况，用药后也要定期复查这些指标，当出现皮疹时需要及时停药。出现感染的征兆时也要积极观察，必要时暂停药物。

如果用药期间出现 ALT 升高，调整剂量或中断治疗的原则：①如果 ALT 升高在正常值的 2 倍（<80U/L）以内，继续观察；②如果 ALT 升高在正常值的 2 ~ 3 倍之间（80 ~ 120U/L），减半量服用，继续观察，若 ALT 继续升高或仍然维持 80 ~ 120U/L 之间，应中断治疗；③如果 ALT 升高超过正常值的 3 倍（>120U/L），应停药观察。停药后若 ALT 恢复正常可继续用药，同时加强护肝治疗及随访，多数患者 ALT

不会再次升高。

如果服药期间出现白细胞下降，调整剂量或中断治疗的原则如下：①若白细胞不低于 $3.0 \times 10^9/L$，继续服药观察；②若白细胞在 $2.0 \times 10^9/L$ ~ $3.0 \times 10^9/L$ 之间，减半量服药观察，继续用药期间，多数患者可以恢复正常，若复查白细胞仍低于 $3.0 \times 10^9/L$，中断服药；③若白细胞低于 $2.0 \times 10^9/L$，中断服药。建议粒细胞计数不低于 $1.5 \times 10^9/L$。

当类风湿关节炎合并有未控制的感染、活动性胃肠道疾病、肾功能不全、骨髓发育不良的患者慎用。和甲氨蝶呤一样在有严重肝脏损害和明确的乙肝或丙肝血清学指标阳性的患者慎用。

121. 硫酸羟氯喹有哪些不良反应?

硫酸羟氯喹是治疗类风湿关节炎的一线用药，在临床上最常见的不良反应有头昏、头痛、眩晕、耳鸣等中枢神经系统的表现，症状相对较轻，尤其在服药初期时症状明显，有些患者服药后可逐渐耐受，若症状持续不能缓解，需要就诊专科医生进行药物调整。比较常见但轻微的副作用有皮肤的色素沉着和胃道不良反应等。比较少见但严重的副作用主要表现有窦房结的抑制、眼部损害、肌肉神经系统损害和血液系统损害等。

（1）皮肤的色素沉着。皮肤的色素沉着是硫酸羟氯喹服药过程中常见的不良反应，有些患者服药 3-6 月后，会出现皮肤颜色加深、变黑的表现，停药后皮肤颜色可恢复。

（2）胃肠道不良反应。部分服用硫酸羟氯喹的患者还会出现食欲不振、恶心、呕吐、腹泻及腹部痛性痉挛等胃肠道不良反应，一般较为少见。如患者不能耐受，或症状一直持续，需要专科调整治疗方案。

（3）窦房结抑制。极少数患者可出现窦房结的抑制，出现心律失常、休克，严重时可出现阿斯综合征导致死亡。

患者在服药的初期需要行心电图检查，若有房室传导阻滞和心律失常的患者不建议使用。在用药过程中，若出现心悸、胸闷等心脏不适的表现时，建议患者积极行心电图检查，及时停药。

（4）眼部不良反应。治疗过程中，最受患者和医生共同关注的是硫酸羟氯喹对眼部的影响，硫酸羟氯喹可以在角膜、色素膜、视网膜等处沉积，不同的部位引起相应眼部的症状。

①影响睫状体时，患者出现调节障碍，从而出现视觉模糊的症状，该症状与剂量有相关性，停药后可逆转。

②累及角膜时，出现一过性水肿、点状至线状混浊、角膜敏感度减小。患者症状表现为视觉模糊，在光线周围出现光晕、畏光。硫酸羟氯喹在角膜沉着可能早在开始治疗后3周即已出现。

③累及视网膜时，常见的临床视觉症状是：阅读及视物困难，出现遗漏词、字母或部分物体；畏光，远距视觉模糊，中心或周围视野有区域消失或变黑，闪光及划线。眼科检查表现为：黄斑水肿、萎缩、异常色素沉着［轻度色素小点出现"牛眼（bull's-eye）"外观］，中心凹反射消失，在暴露于明亮光线（光应激试验）之后黄斑恢复时间增加，在黄斑、黄斑旁及周围视网膜区对红光的视网膜阈提高；视野缺损处描述不够准确：视网膜中心周围或中心旁出现视野缺陷、视网膜中心盲点伴视敏度下降，罕见视野狭窄。

硫酸羟氯喹导致视网膜病变具有剂量相关性，在长期用药时才会出现上述病变表现，视网膜病变即使停药后仍会进展。有许多患者早期的视网膜病变，如黄斑色素沉着，伴或不伴中心、视野缺损，在治疗中止后可完全消失或缓解。对红色视标出现中心、旁盲点（有时称：前黄斑病变）是早期视网膜机能障碍的征兆，通常是可逆的。久服致视网膜轻度水肿和色素聚集，出现暗点，影响视力和视野，常为不可逆。有个别患者在停用羟氯喹后会发生延迟性视网膜病变伴随视觉缺失。

④其他眼底改变包括视神经乳头苍白和萎缩，视网膜小动脉变细，视网膜周围细颗粒状色素紊乱以及晚期出现凸出型脉络膜。

一般服用硫酸羟氯喹时，专科医生通常都会建议患者在服药前进行一次眼底检查，并在服药后进行每 3 个月 1 次的眼科检查，包括：视敏度、裂隙灯、眼底镜及视野检查，便于发现的视网膜色素沉着改变和视野缺损，甚至在停药后的半年也需要随访眼科。如果视敏度、视野或视网膜黄斑区出现任何异常的迹象（如色素变化，中心凹反射消失）或出现任何视觉症状（如闪光和划线），且不能用调节困难或角膜混浊完全解释时，应当立即停药，并密切观察其可能的进展。

过去，羟氯喹用于治疗疟疾时剂量较现在用来治疗类风湿关节炎的剂量大很多，因此对视网膜有一定毒性。现在硫酸羟氯喹治疗剂量为 0.2 ~ 0.4g/ 日，临床上比较少见这种情况。服药期间患者如出现视觉异常应请眼科医生会诊，以明确是否与服药有关。所以也不要过度恐惧其副作用。总的来讲，羟氯喹在所有的改变病情的抗风湿药物里是副作用最轻的。

（5）肌肉神经系统损害。硫酸羟氯喹神经系统轻微不良反应，表现为头痛、眩晕、失眠和神经质，经过减量后可恢复。罕见出现肌肉神经系统表现，眼外肌麻痹、骨骼肌软弱、深肌腱反射消失或减退。患者在服药过程中应定期门诊随访，医生会进行膝和踝反射神经系统检测，一旦发现肌肉软弱无力，应当立即停用药物。

（6）血液系统损害。使用硫酸羟氯喹长期治疗时，尽管较少累及血液系统，也应定期作血细胞计数检查，如出现不能用类风湿关节炎本病解释的任何严重血液障碍，当考虑该药引起的可能性，应立即停药。

当患者因药物过量或过敏而出现严重中毒症状时，建议医院就诊，告知医生所服药物，可予氯化铵口服（成人每日 8g，分次服用），每周3或4次，在停止治疗后使用数月。

122.柳氮磺胺吡啶有哪些不良反应？

柳氮磺胺吡啶是治疗类风湿关节炎的长期用药，其不良反应一般表现为过敏反应、消化系统不良反应、肾脏损害、肝脏和血液系统损害、中枢神经系统毒性反应和生殖系统副作用，胰腺损害较为少见。

（1）过敏反应。柳氮磺胺吡啶最常见的不良反应就是过敏反应，可表现为药疹，而且可以和磺胺类药物有交叉过敏现象，一般在初次服用药物的9~21天内出现，若之前接触过同类药物，再次出现交叉过敏的反应时间相对较快，可以在几小时内速发。

药疹的表现形式也是多种多样，可以是固定型红斑，一般出现在手、脚和口周等部位，相对不严重；严重者可发生渗出性多形红斑、剥脱性皮炎和大疱性表皮松解症等。部分患者表现为光敏反应、药物热、关节及肌肉疼痛、发热等血清病样反应。

（2）消化系统不良反应。柳氮磺胺吡啶常见的消化系统不良反应，表现为恶心、呕吐、食欲减退、腹泻、头痛、乏力等。一般症状轻微，不影响继续用药。

（3）肾脏损害。柳氮磺胺吡啶导致的肾脏损害，可发生结晶尿、血尿和管型尿。偶有患者发生间质性肾炎或肾管坏死的严重不良反应。

（4）肝脏和血液系统损害。肝脏损害多表现为黄疸或肝功能减退，严重者可发生急性肝坏死。血液系统损害在临床上少见，表现为中性粒细胞减少或缺乏症、血小板减少症及再生障碍性贫血。患者可表现为咽痛、发热、面色苍白和出血倾向。治疗中须注意检查血常规、肝功能，对接受较长疗程的患者尤为重要。

（5）中枢神经系统毒性反应。柳氮磺胺吡啶用药其间偶可出现中枢神经系统毒性反应，表现为精神错乱、定向力障碍、幻觉、欣快感或抑郁感。一旦出现均需立即停药。

（6）生殖系统的副作用。生殖系统的副作用表现为精子数量减少、活动能力下降、畸形比例增高，致使生育能力下降。有生育需求的患者注意提前停药，或用药前告知医生。

（7）胰腺损害。罕见有胰腺炎。

123. 柳氮磺胺吡啶有哪些配伍禁忌？

柳氮磺胺吡啶和很多药物都有协同、拮抗作用或配伍禁忌。患者可能同时在服用其他药物，因此在用药前一定要看清有没有相关药物，避免同时服用。

配伍禁忌药物包括：口服抗凝药、口服降血糖药、甲氨蝶呤、苯妥英钠和硫喷妥钠。上述药物与磺胺药合用时，后者可取代这些药物的蛋白结合部位，或抑制其代谢，以致药物作用时间延长或毒性发生，因此当这些药物与磺胺药合用，或在应用磺胺药之后时需调整其剂量。

骨髓抑制药与磺胺药合用时可能增强此类药物对造血系统的不良反应。如有指征需两类药物合用时，应严密观察可能发生的毒性反应。

避孕药（雌激素类）长时间与磺胺药合用可导致避孕的可靠性减少，并增加经期外出血的机会。溶栓药物与磺胺药合用时，可能增大其潜在的毒性作用。肝毒性药物与磺胺药合用，可能引起肝毒性发生率的增高。对此类患者尤其是用药时间较长或既往有肝病史者应监测肝功能。光敏药物与磺胺药合用可能发生光敏的相加作用。接受磺胺药治疗者对维生素 K 的需要量增加。乌洛托品在酸性尿中可分解产生甲醛，后者可与磺胺形成不溶性沉淀物。使发生结晶尿的危险性增加，因此不宜两药合用。与洋地黄类或叶酸合用时，后者吸收减少，血药浓度降低，因此须随时观察洋地黄类药物的作用和疗效。与丙磺舒合用，会降低肾小管磺胺排泌量，致磺胺的血药浓度上升，作用延长，容易中毒。与新霉素合用，新霉素抑制肠道菌群，影响该品在肠道内分解，因而影响 5- 氨基水杨酸的游离，使作用降低，尤以广谱抗菌药物为甚。由于络合作用，硫酸亚铁可能干扰柳氮磺胺吡啶在体内的吸收。

124. 使用柳氮磺胺吡啶时有哪些注意事项？

患者在服药半月内尤其要注意有无皮疹出现，若出现应立即停用药物，进行门诊随访。严重者要皮肤科就诊进行抗过敏治疗，若患者出现明显过敏反应、血清病样反应、因喉头水肿导致的呼吸困难、伴有低血压，需要急诊抢救处理，以免出现过敏性休克。

除强调餐后服药外，可通过逐渐增加柳氮磺胺吡啶的剂量，减少胃肠道不耐受的症状，也可分成小量多次服用，甚至每小时一次，使症状减轻。治疗类风湿关节炎常用剂量是 2.0g/d。可以在最初使用的时候，先用 0.5g，一天 2 次；经过 5 天左右时间，无明显不适的表现后，逐渐加量至 0.5g，一天 3 次；再观察 5 天左右时间，仍能耐受的情况下，增加至足量 1.0g，一天 2 次。一般在临床上大部分患者可以耐受。

应用柳氮磺胺吡啶期间多饮水，忌用一口水服药方法，一般建议用 300~500mL 水送服，多排尿，以防结晶尿。长期服用该药物且剂量较大时，宜同服碳酸氢钠，与尿碱化药合用可增强磺胺药在碱性尿中的溶解度，使排泄增多，以防止结晶尿。治疗过程中每月至少检查尿常规 1 次，如发现结晶尿或血尿时给予碳酸氢钠及大量饮用水，直至结晶尿和血尿消失。失水、休克和老年患者应用药物更易致肾损害，应慎用或避免应用该品，肾功能损害者应减小剂量，用药期间定期监测肾功能和尿常规。

125. 雷公藤多苷有哪些不良反应？

雷公藤多苷是从植物雷公藤的根中提取药物成分精制而成，是我国首先研究利用的抗炎免疫调节中成药，临床上可用于治疗类风湿关节炎。但现在国内滥用雷公藤多苷的情况非常普遍。有些患者认为中药没有副作用，自己在家长期用药，也不定期随访复查，甚至一知半解，道听途说用药，这些都是不科学的。雷公藤多苷治疗类风湿关节炎取得较显著的疗效，但对其远期疗效，能否有效地控制类风湿关节炎的骨侵蚀病理改变尚不明确。尤其是类风湿关节炎患者多是年轻女性，在使用该药前一定要了解雷公藤多苷的副作用。服用雷公藤，最要引起重视的不良反应是生殖系统不良反应，其他常见的不良反应还包括消化系统毒性、肾毒性、神经系统毒性和皮肤黏膜过敏反应等。

（1）生殖系统不良反应。雷公藤多苷对女性生殖系统影响主要表现为引起月经周期紊乱、经期延长、闭经、不孕等。雷公藤多苷对男性生殖系统的影响主要表现为精子数量显著减少、活动力下降、畸形率增加等。

雷公藤多苷导致卵巢功能减退和衰竭，雌激素随之减少，反馈到垂体引起卵泡刺激素（FSH）和促黄体生成素（LH）这些促性腺激素分泌过高，从而产生闭经。

（2）消化系统毒性。雷公藤多苷片在消化系统的不良反应较为常见，主要表现为恶心、呕吐、腹痛、腹泻、便秘、食欲不振，少数可出现伪膜性肠炎，严重者可致消化道出血。这些反应多系口服雷公藤刺激胃肠黏膜所致。

（3）肾毒性。过量服用雷公藤多苷引起的肾毒性主要表现为急性肾功能衰竭，服药后可发生少尿、浮肿、血尿、蛋白尿及腰痛等。尸检时可见肾小球毛细血管丛基底膜不规则增厚、肾小球上皮细胞水样变性、脂肪变性及坏死，以近曲小管较重，有时可并发肾乳头坏死。

（4）神经系统毒性。雷公藤多苷片经口服吸收后对神经细胞有一定毒性，使神经细胞变性而引起中枢神经系统损伤，要表现为头晕、乏力、失眠、嗜睡、听力减退、复视，可引起周围神经炎。

（5）皮肤黏膜过敏反应。皮肤黏膜过敏反应是常见的一类由雷公藤多苷引起的不良反应，主要表现为皮肤瘙痒、发红、多型性红斑药疹、结节性红斑、固定性药疹、口腔黏膜疱疹伴皮疹、色素沉着、脱发等。

126. 使用雷公藤多苷有哪些注意事项？

患者应了解该药的适应证和禁忌证，防止滥用。有肝、肾和造血系统功能障碍者慎用；肾小球肾炎急性期不宜使用，以免引起急性肾功能衰竭；年老患者因肾功能减退应适当减量。

控制用药剂量，适量联合用药，可提高疗效，减少不良反应。雷公藤多苷的剂量与不良反应发生率呈正相关，小剂量用药不良反应发生率明显降低，故可以小剂量（每日 30mg）维持治疗；也可联合用药，提高疗效，减少不良反应。

雷公藤多苷有导致卵巢早衰的风险。在临床使用中应注意，孕妇及哺乳期妇女禁用；年轻未婚或无子女的患者应慎用或短期使用，以免影响生育功能；患者务必在医师指导下用药，一旦出现月经紊乱，或出现围绝经期综合征症状，如潮热，失眠，心悸，容易激动等情况，要马上停药。但是有些患者在闭经前没有经期缩短和经量变少的先兆，所以，更准确的方法是定期测量血中卵泡刺激素（FSH），可以发现早期卵巢的损伤。

在用药期间应该定期每三个月对血常规、尿常规、肝功能、肾功能进行监测。监测血液中性激素水平，作为指导用药、判断疗效和预后的指标。严格掌握用药剂量及适应证，出现不良反应要立即停药，并及时就诊，以达到安全、有效、合理地用药。

127. 肿瘤坏死因子抑制剂有哪些不良反应？

肿瘤坏死因子抑制剂（TNFi）在国外应用已超过 10 年，我国也已陆续上市了英夫利昔单抗（INF）、依那西普（ETA）及阿达木单抗（ADA）等多种制剂。对于中、重度活动性类风湿关节炎，如果患者经济条件允许，就应该尽早使用生物制剂。生物制剂对很多患者，尤其是年轻患者来讲，整体安全性优于传统 DMARDs，同时起效快，可以尽快阻断关节破坏进程，避免畸形的出现。

虽然肿瘤坏死因子抑制剂有如此多的优点，但并不是说它就是神药，它也有缺点。因此在使用该类药物的同时也需要严格筛查，避免出现严重的后果。较轻的不良反应表现为静脉滴注时不适、皮肤的不良反应和药物性红斑狼疮等。严重的不良反应主要有感染，常见的感染表现为结核和乙肝病毒活动增加；不常见感染表现为皮肤和软组织严重感染。少数患者还可能表现肉芽肿反应、肿瘤，及其他不良反应。

（1）静脉滴注引起的不良反应。英夫利昔单抗为静脉滴注制品，静脉滴注期间及滴注结束后 24 小时内出现急性反应者占 3% ~ 6%，表现为寒战、发热、瘙痒、荨麻疹或头痛。减慢滴速或加用抗组胺药物，可减轻或防止该急性反应发生，同时注射前需要预先给予地塞米松 5mg 静脉注射，避免发生严重过敏反应。在静滴后 24 小时至 14 天内发生迟发型反应者占 1% ~ 2.8%，表现为"血清病"样反应，如发热、头痛、肌痛、关节痛、面部水肿及荨麻疹。

患者在初次使用英夫利昔单抗时，"血清病"样反应较轻，面部水肿及荨麻疹常见，但患者一定要在再次使用时告知医护人员，便于在治疗过程中严密观察；有些患者再次注射时速发非常快，可能在刚开始滴注的 5 分钟内。如出现明显的皮疹、胸闷、气短症状及时告知医生。英夫利昔单抗在使用过程中，均是在住院严密观察中治疗。切不可私自在院外，或没有经验的小诊所和社区医院使用该药。

英夫利普单抗最常见的不良反应是输液反应，静脉给予糖皮质激素可降低其发生率和严重度。其他不良反应包括高血压、皮疹、瘙痒、发热、关节痛等，可能增加感染概率。

（2）局部和全身皮肤的不良反应。依那西普和阿达木单抗为皮下注射制品，分别有37%和20%的患者会出现注射部位反应，表现为不同程度的特发性皮炎、红斑、触痛、肿胀、荨麻疹、痤疮、白癜风、苔藓样变、玫瑰糠疹或湿疹。

使用肿瘤坏死因子抑制剂治疗的第一个月，10%～20%的患者会发生上述局部反应。多型红斑、口腔－黏膜－皮肤－眼综合征（Stevens-Johnson syndrome，史蒂芬斯－强森综合征）和毒性表皮坏死，史蒂芬斯－强森综合征和毒性表皮坏死是严重的急性水疱型皮肤病，死亡率高达5%～30%。由TNFi引发的白细胞破碎血管炎已非个案。美国FDA不良反应报告系统已收到35例白细胞破碎性血管炎的皮疹表现有大疱、瘀点、结节、荨麻疹或风团。

因依那西普和阿达木单抗为皮下注射，而且有自带注射针头，患者可以自行皮下注射，而不必去医院。患者在家中注射后，若出现全身皮肤反应时，应及时就诊医生，切不可自行使用抗过敏药物，若发生史蒂芬斯－强森综合征和毒性表皮坏死等严重的急性水疱型皮肤病，其死亡率非常高，必须要立刻去医院急诊。

（3）药物性红斑狼疮。使用TNFi的患者常见血清抗核抗体、抗双链DNA抗体和抗单链DNA抗体阳性。但这些患者很少有红斑狼疮症状；有症状者可表现为系统性、亚急性或盘状狼疮，但中枢神经系统和肾脏受累少见。TNFi诱发的药物性狼疮常在停药后消退，提示可逆，但对部分患者有必要给予全身或局部治疗。

（4）感染性不良反应。常见的感染主要表现为结核、乙肝病毒的活动增加。尤其是年老体弱的患者，既往有结核感染病史的患者更容易出现结核复发。国外研究资料表明，使用 TNFi 治疗后还会引起带状疱疹的发病率升高。据相关统计，使用 TNFi 治疗后，带状疱疹在患者中的发病率约为 2%。

在美国，疾病控制预防中心（CDC）要求所有超过 60 岁的老年人接种带状疱疹疫苗，但这种预防措施对于免疫力低下人群应谨慎使用。但 CDC 同时指出，低剂量的泼尼松或甲氨蝶呤并不是使用疫苗的禁忌证，但对于已经使用 TNFi 治疗的患者不建议接种。

建议患者在使用 TNFi 之前应严格筛查乙肝和活动性结核。在用药前 2 月接种带状疱疹减活疫苗、乙肝、流感、肺炎链球菌灭活疫苗；或治疗过程中，应提前 1 个月接种乙肝、流感、肺炎链球菌灭活疫苗。但已经治疗后，就不推荐使用带状疱疹减活疫苗。在使用过程中出现发热、盗汗、消瘦或其他结核症状时及时就诊，若明确是活动性结核时，立即停药。当合并其他病毒和细菌感染的证据时也需立即停药，当感染控制后，结合病情，权衡利弊，选择用药的剂量和疗程。

少见的感染主要表现为皮肤和软组织严重感染。有研究显示，接受 TNFi 治疗的类风湿关节炎患者发生皮肤和软组织严重感染的风险是接受 DMARDs 治疗者的 5 倍。有患者在接受依那西普治疗 8 个月后发生皮肤隐球菌感染的报告，表现为头皮肿痛。另有不典型皮肤结核分枝杆菌及 β 溶血性链球菌感染致坏死性筋膜炎的报告。

在使用 TNFi 治疗过程中，严密观察感染的征兆，若有前驱表现症状（如皮肤肿痛，上呼吸道部感染如咽痛，流涕）时，需要积极与医生沟通，避免发生不可控制的感染。

（5）肉芽肿反应。非感染性皮肤肉芽肿反应包括皮肤结节病、间质性肉芽肿性皮炎及播散性环形肉芽肿。依那西普可使肺结节病患者病情恶化，并使类风湿关节炎患者发生皮肤和肺结节病。有报告显示，使用 TNFi 的类风湿关节炎患者可出现间质性肉芽肿性皮炎；皮损迅速发生，表现为无症状性环形斑或硬丘疹，躯干及上肢多见。此外，TNFi 还可使类风湿关节炎患者出现播散性环形肉芽肿，导致部分患者必须停药。

（6）肿瘤。在接受 TNFi 治疗的患者中，有发生过皮肤淋巴瘤、非黑色素皮肤癌、癌前期光化性角化病、多发性角化棘皮瘤、鳞状细胞癌及黑素瘤等的报告。最新的荟萃分析又证实了 TNFi 与非黑色素皮肤癌等病变的相关性。

（7）其他不良反应。TNFi 治疗除了可引起淋巴瘤、血细胞减低和脱髓鞘病等少见严重不良反应外，有些患者还会有发热、关节痛、肌痛、足水肿、外周神经病、腹痛、心包炎或血尿等症状。

128. 使用肿瘤坏死因子抑制剂有哪些注意事项？

TNFi 禁用于有活动感染及严重免疫功能不全的患者；有重复感染或慢性感染病史、容易导致严重感染的患者慎用。建议未进行肺炎链球菌疫苗接种的患者需要在开始利妥昔单抗治疗 4 ~ 6 周前进行免疫接种；应在开始 TNFi 治疗前及每年进行流感疫苗接种；使用 TNFi 治疗前应评估发生乙型或丙型肝炎病毒感染的风险，对于慢性乙型肝炎病毒感染的患者应权衡利弊进行抗病毒治疗。对于既往或目前有乙型或丙型肝炎病毒感染的患者，应定期检测肝炎病毒表面抗原情况；出现进行性多灶性白质脑病时应终止 TNFi 治疗。

尽管在大样本的统计下会发现生物制剂的感染概率可能会高一点，但具体到个别的患者，用药规范，并对感染进行相关筛选，其严重感染的发生率是很低的，所以这类药物是比较安全的，尤其是对肝肾、生殖系统的影响要远远小于传统的 DMARDs。多年实践证明，TNFi 类药物对于感染，肝功能、肾功能、血常规等检查指标的影响并不比其他任何一种药物更大。老年人值得注意的是感染的发生概率。如果出现病情变化，如出现急性上呼吸道感染及时给予相应的治疗就可以了。对于年轻的患者，TNFi 对于生殖方面的影响，可能比免疫抑制剂安全，但目前还没有大量的研究证实。老年人用药后要密切随访，定期复查，如果出现皮疹等首先要判断是否药物引起，然后给予相应的治疗。避免感染的核心是随访，如果患者出现肺部感染等症状，不可轻易将其归于一般感冒，要与药物使用联系起来，及时发现，积极治疗，就不会出现因为使用药物发生感染而导致患者很难恢复的情况。

129. 糖皮质激素有哪些不良反应？

糖皮质激素（以下简称激素）具有强大的抗炎作用，能迅速改善关节肿痛和全身症状。糖皮质激素是风湿性疾病治疗中极为重要的一种药物，但是，长期使用低剂量激素治疗的安全性问题（如骨质疏松、动脉粥样硬化等）较突出，目前已不主张长期使用小剂量激素治疗类风湿关节炎。使用激素的不良反应主要表现为骨质疏松、股骨头坏死、血液系统损害、消化系统反应、眼部损害、并发感染、生长发育迟缓、肾损害等，高血压、水钠潴留、类固醇性糖尿病、血脂异常等副作用均可增加动脉粥样硬化风险。局部注射时也可能产生一些不良反应，被称为治疗用药中的"双刃剑"。

（1）骨质疏松。激素通过抑制小肠对钙、磷的吸收及增加肾脏尿钙排泄，引起继发性甲状旁腺功能亢进，进而促使破骨细胞的活化、导致骨丢失；长期使用糖皮质激素可刺激破骨细胞活化、抑制成骨细胞增殖、I 型胶原和非胶原蛋白质合成，促进成骨细胞和骨细胞凋亡；糖皮质激素通过减少雌激素及睾酮的合成引起骨质疏松；糖皮质激素引起的肌萎缩及肌力下降是导致患者骨折的危险因素。

若患者在医生的指导下使用激素，也应该遵从医生的其他辅助治疗的医嘱，避免出现严重的骨质疏松。如口服钙片、骨化三醇和磷酸盐类的抗骨质疏松的药物。疼痛缓解时，需要增加户外活动，保证适当的日晒，避免长期卧床。避免饮酒、吸烟。不可私自在家长期服用激素。

（2）股骨头坏死。激素可引起血管内皮细胞损伤，血流瘀滞、骨内压力增加、动脉灌注不足而引起梗塞；激素对骨细胞有毒性作用，增加骨细胞的凋亡。

若患者有早期股骨头坏死的合并证或危险因素时，一定在治疗前告知医生，医生会在危险评估后决定是否使用。在治疗过程中出现髋部疼痛时，需及时行影像学检查，早期发现，早期诊断，及时停药。

（3）心血管系统损害。血脂升高的部分原因是激素导致促肾上腺皮质激素（ACTH）减少所致。激素可减少机体对葡萄糖的利用，促进肝糖原异生，从而导致血糖升高。而血脂、血糖又是动脉硬化的危险因素，同时激素还有增加心肌损害，增加血液黏度，促进血小板生成等作用，从而导致心血管危险因素的增加。

应监测血脂，早期使用他汀类药物；补充叶酸和 B 族维生素；尽量清淡饮食。在不能减少激素剂量的情况下控制饮食；适当运动，监测血糖，发现血糖高时，及时就诊内分泌科，优先选择二甲双胍，噻唑烷二酮类药物，严重高血糖者需注射胰岛素。有心血管危险因素时服用血管紧张素 II 受体拮抗剂（ARB）、血管紧张素转化酶抑制剂（ACEI）、钙离子拮抗剂（CCB）、β 受体阻滞剂、利尿剂等降压药物；冠心病、心衰患者应在心血管专科治疗。定期严密监测血压、血糖、血脂。

（4）消化系统损害。激素可增加胃蛋白酶分泌，抑制成纤维细胞活动和黏液分泌。长期使用会出现消化性溃疡，黏膜糜烂等胃部不适症状。

在使用糖皮质激素时医生会预防性治疗，可使用铝碳酸镁、H2 受体拮抗剂、质子泵抑制剂等药物。合并有消化道疾病的、有消化道溃疡病史的患者，需要提前告知医生。切忌在家自行加用糖皮质激素，甚至是和非甾体抗炎药物合用。

（5）眼部损害。激素影响后囊膜下白内障形成，通过增加小梁网房水流出阻力导致眼压升高。

长期使用糖皮质激素时应每半年到一年行眼科检查，视力下降至0.3，可至眼科行超声雾化治疗和降眼压药物治疗。若已经合并白内障和青光眼病变时，及时告知医生，权衡利弊，使用糖皮质激素。

（6）感染。激素具有免疫抑制作用。当患者出现感染征象时，需要及时使用抗生素，尤其是有高危因素者，应预防使用抗菌药物，或不建议长期服用糖皮质激素。

（7）中枢神经系统不良反应。激素治疗可出现情绪改变，记忆力减退，假性脑瘤，神经质，失眠及精神病。

有相关精神病史者应避免使用。早上服用激素，若患者出现兴奋，失眠症状，晚上用可艾司唑仑、地西泮等镇静催眠药，出现精神症状需要停用激素治疗。及时就诊，调整治疗方案。

（8）生长发育迟缓。激素干扰机体对氮和矿物质的保存，抑制胶原和蛋白质的合成并减弱生长激素的效能。

生长发育过程中患者不建议使用糖皮质激素，权衡利弊后需使用时可采用隔日疗法，必要时可应用生长激素。

（9）肾上腺皮质损害。糖皮质激素长期使用会使下丘脑－垂体－肾上腺皮质轴受抑制。可在晨起6:00~8:00服用药物，或采用隔日服药。需要手术时，需告知有服用糖皮质激素用药史，术前行晨时血浆皮质醇水平测定，防止出现激素危象。有些患者还会出现类固醇性肌病、色素沉着和血栓形成。在服药过程中出现双下肢无力，或皮肤色素沉着，需要告知医生。若合并血栓风险增高疾病时，可使用阿司匹林、低分子肝素、华法林等药物预防。

（10）激素局部注射的不良反应。目前国内外激素可用于关节腔内局部注射，包括倍他米松、曲安奈德、地塞米松、泼尼松龙及氢化可的松等，说明书均有类风湿关节炎适应证。需要注意的是，国内不是所有的激素都可以用关节腔内注射治疗类风湿关节炎，如国内甲泼尼龙只能静脉注射，不能关节腔内注射，而国外有专门用于关节腔内注射的甲泼尼龙。

类风湿关节炎患者可能存在明显局部关节炎症，有时需要局部注射来改善症状，关节腔内注射激素应注意两次间隔至少3个月，并且每年不应超过3次。过频的关节腔穿刺可能增加感染风险，并可发生类固醇晶体性关节炎。因此，在每次需要治疗的时候，患者要告知专科医生，已经注射的次数和间隔时间。

130. 非甾体抗炎药物有哪些不良反应？

非甾体抗炎药物就是患者口中常说的各类"止痛药"，用于缓解类风湿关节炎的急性症状。目前，非甾体抗炎药是全球使用最多的药物种类之一。美国食品药品监督管理局（FDA）认为非甾体抗炎药物存在潜在的心血管和消化道出血风险，这些药品生产厂家在其说明书中提出警示。特别是2004年10月默沙东公司宣布主动从全球市场撤回罗非昔布（万络），非甾体抗炎药导致心血管风险的不良反应引起了全球医疗界的关注。

非甾体抗炎药物通过抑制环氧化酶，减少炎性介质前列腺素的生成，抑制白细胞的聚集，减少缓激肽的形成，抑制血小板的凝集等作用，从而起到消炎、镇痛、解热的作用。对缓解类风湿关节炎的症状疗效肯定。非甾体抗炎药物在发挥治疗效果的同时，也会产生一些不良反应，主要表现为胃肠道不良反应、神经系统不良反应、泌尿系统不良反应、血液系统不良反应、心血管系统损害、过敏反应和妊娠期不良反应等。

（1）胃肠道不良反应。服用此类药物，可出现上腹不适、隐痛、恶心、呕吐、饱胀、嗳气、食欲减退等消化不良症状。长期口服非甾体抗炎药的患者中，大约有10%～25%的患者发生消化性溃疡，其中有小于1%的患者出现严重的并发症（如出血或穿孔）。

（2）神经系统不良反应。可出现头痛、头晕、耳鸣、耳聋、弱视、嗜睡、失眠、感觉异常、麻木等。有些症状不常见，如多动、兴奋、幻觉、震颤等，发生率一般小于5%。

（3）泌尿系统不良反应。引起蛋白尿、管型尿，尿中可出现红、白细胞等，严重者可引起间质性肾炎。一项多中心的临床研究发现，长期口服非甾体抗炎药物的患者肾脏疾病发生的风险率是普通人群的2.1倍。

（4）血液系统不良反应。部分非甾体抗炎药物可引起粒细胞减少、再生障碍性贫血、凝血障碍等。

（5）心血管系统损害。有研究发现，非甾体抗炎药物能明显干扰血压，使平均动脉压上升。有报道，服用罗非昔布18个月后，患者发生心血管事件（如心脏病发作和中风）的相对危险性增加。

（6）过敏反应。特异体质者可出现皮疹、血管神经性水肿、哮喘等过敏反应。

（7）妊娠期不良反应。非甾体抗炎药物被认为是诱发妊娠期急性脂肪肝的潜在因素；孕妇服用阿司匹林可导致产前、产后和分娩时出血；吲哚美辛可能会引起某些胎儿短肢畸形、阴茎发育不全。

131. 使用非甾体抗炎药物时有哪些注意事项？

非甾体抗炎药物虽然可以引起上述诸多的不良反应，但绝大多数患者在短期服用该类药物时出现的不良反应较轻微，能耐受，而且停药后不良反应即可消失，不会对该类药物发挥疗效产生影响。现在已有许多非甾体抗炎药物的品种作为非处方药（OTC）使用，患者不需要凭医师的处方就可以直接在药店里购买到非甾体抗炎药的 OTC 品种。因此，有必要提醒患者重视非甾体抗炎药物的安全使用、了解其安全使用知识。

（1）尽量避免不必要的大剂量、长期应用非甾体抗炎药物。需要长期用药时，应在医师或药师指导下使用，用药过程中注意监测可能出现的各系统、器官和组织的损害。在使用 OTC 品种时，应该仔细阅读药品说明书，严格按照药品说明书的使用剂量和疗程用药。

（2）应禁服或慎服非甾体抗炎药物的情况。活动性消化道溃疡和近期胃肠道出血者，对阿司匹林或其他非甾体抗炎药物过敏者，肝功能不全者，肾功能不全者，严重高血压和充血性心力衰竭患者，血细胞减少者，妊娠和哺乳期妇女。

（3）用药过程中如出现可疑不良反应时应立即停药，咨询医师或药师后决定是否继续用药，必要时对不良反应给予合适的处理。

（4）用药期间不宜饮酒，否则会加重对胃肠道黏膜的刺激。不宜与抗凝药（如华法林）合用，因为可能增加出血的危险。

（5）不宜同时使用两种或两种以上的非甾体抗炎药物，因为会导致不良反应的叠加。特别注意一药多名，同一种化学成分的药物可能以不同的商品名出现，避免重复用药。如对乙酰氨基酚又称为扑热息痛，商品名有百服宁、泰诺林、必理通等；双氯芬酸又称为双氯灭痛，商品名有英太青、扶他林、戴芬、奥贝、迪根等。

（6）不能盲目地认为非甾体抗炎药物中新药、进口药、价格高的品种就不存在安全隐患。非甾体抗炎药物不断有新品种上市，新品种往往是进口药，而且价格昂贵，但同样存在一些潜在的危险。默沙东公司于 2004 年 10 月宣布主动从全球市场撤回罗非昔布（万络）就是一个很好的实例。用药前应主动询问医生，每个个体危险因素不同，尤其是有心血管危险因素的患者，不建议长期服用新型的选择性抑制剂，如塞来昔布等。

面对非甾体抗炎药物的安全用药这一热点问题，患者不必过于担心非甾体抗炎药物增加心血管不良事件和胃肠道出血的风险。我国有关非甾体抗炎药物的不良反应病例报告和文献资源中，涉及消化系统、心血管系统、血液系统、中枢神经系统等多方面的不良反应，其中心血管事件和胃肠道出血的病例报告所占比例很小。因此，并不是所有使用过非甾体抗炎药物的患者，一定会有心血管事件和胃肠道出血的危险。

总之，只有医师、药师、患者和社会共同关注安全用药问题，坚持合理用药，尽量避免和减少药物不良反应的危害，才会真正地筑起一道安全用药的屏障。

（赵春梅，张剑勇）

第七章　出现并发症须就医

类风湿关节炎不仅仅是单纯累及关节的疾病，它是一种可以累及多个脏器的系统性免疫疾病。单纯的关节炎症并不可怕，至少不会有生命危险，而严重的并发症则会危及生命，应该引起重视。患者对可能出现的并发症，一方面要做到及时了解，及早预防，解除恐惧心理；另一方面对已经出现的症状不能忽视，应当积极配合医生治疗，防止发现更为严重的后果。

132. 类风湿关节炎有哪些眼部并发症？

（1）干眼症（干燥性角膜结膜炎）。干眼症是类风湿关节炎最常见的并发症。目前，开设风湿免疫科的医院对于类风湿关节炎都能做到早期诊断和治疗，但类风湿关节炎患者的疾病活动期会持续 2 ~ 5 年。类风湿关节炎的眼部并发症与该病活动持续时间和病程长短关系不大，也就是说，干眼症可以发生在类风湿关节炎病程中的任意时期。类风湿关节炎干眼症常由炎症导致腺体的破坏，甚至可以发展成继发性干燥综合征，出现干燥综合征系统受累的相关表现。

干眼症的临床表现：患者会出现眼睛疲劳不适、眼红、眼痒、干涩、分泌物增多、异物感、眼痛、畏光、有烧灼感、视物不清、难以忍受隐形眼镜等。患者出现上述症状时，通常不会联想到类风湿关节炎，首先可能会眼科就诊。经验丰富的眼科医生一般会判断有无系统继发原因。一些干眼症不治疗，会发展为更麻烦的慢性结膜炎，一般不会导致失明，应及时就诊风湿免疫科和眼科。尤其在患者眼科就诊时，要告知眼科接诊医生自己有类风湿关节炎的病史，有助于眼科医生的病情判断和用药。

（2）急性重型眼病。除较轻的干眼症外，类风湿关节炎也可能合并眼科的一些急症，如急性巩膜外层炎、周边溃疡性角膜炎、角膜溶解、结节性前巩膜炎、坏死性巩膜炎以及结膜结节，还可引起前部缺血性视神经病变和视网膜血管炎等损害视力的眼部疾病。5% 的类风湿关节炎患者可发生外周角膜溃疡。这些均属于眼科的急症，需要及时就诊处理。

133. 类风湿关节炎的眼部并发症应如何处理？

对于轻症的干眼症，临床常用人工泪液（聚乙烯醇、羟丙基甲基纤维素、卡波姆等）。近年来出现复合制剂型人工泪液，如添加甘油、甘油三酯或右旋糖酐等，建议在医生的指导下选择使用。干眼症症状严重的患者应选择不含防腐剂的人工泪液。干眼症常伴有炎症反应，人工泪液只能补充水分，环孢素 A 滴眼液能抑制炎症反应，明显地增加泪液分泌，改善症状。因患者要长期使用人工泪液，建议最好使用独立包的小支，不含防腐剂，或放置在冰箱中储存，减少对眼睛的刺激和其他感染。

另外，患者还要避免吸烟、被动吸烟或有风及空气干燥的环境。空气干燥的地方，建议使用加湿器，特别是在冬天，有暖气的北方室内；减少空调的使用时间；平时增加眨眼次数，让眼睛好好休息，不可长时间用眼。干眼症患者不适合佩戴软式隐形眼镜，隐形眼镜里面的含的水是从患者眼睛"抢来"的泪水，高含水隐形眼镜会让干眼症病情恶化。患者可以通过日常饮食补充适当的必需脂肪酸、维生素 A、维生素 C、核黄素和维生素 B_6，以改善病情。

　　若患者出现突发视力下降、视物模糊、红黑色觉障碍、黑影、异物、眼痛、眼球发红、分泌物增多、视物有缺损、眼部不适引起的头痛症状时，应及时眼科就诊，避免延误病情，同时应告知眼科医生类风湿关节炎的病史，方便眼科医生对病情判断和用药。必要时请风湿免疫科医生会诊，共同制定治疗方案。

　　类风湿关节炎患者，泪液中的肿瘤坏死因子（TNF）升高。严重的患者需使用英利昔单抗治疗巩膜炎和周边溃疡性角膜炎。其他类型的抗 TNF 单抗，如阿达木单抗、戈利木单抗对此也同样有效。类风湿关节炎继发角膜溶解的患者，全身抗炎治疗有效。因此，类风湿关节炎相关眼部疾病的治疗需要风湿免疫科医生和眼科医生的共同努力。

134. 类风湿关节炎有哪些血液系统并发症？

　　（1）贫血。类风湿关节炎最常见的血液系统并发症是贫血，发病率达到 11.45% ~ 46%。类风湿关节炎的贫血一般分为缺铁性贫血和慢性疾病贫血两大类。缺铁性贫血，常与胃肠道不良反应以及激素和非甾体抗炎药治疗导致的消化性溃疡引起铁吸收减少、慢性失血有关。慢性疾病贫血，则与促红细胞生成素的产生受抑制，从而导致红细胞产生数量减少等有关。

　　患者出现贫血的症状和贫血的严重程度相关，因为大部分贫血都是慢性病程，患者基本可耐受贫血，有时无明显症状，仅在血液检查时提示有贫血。因贫血导致纳差、头晕、乏力等临床表现，很容易被关节炎症疼痛掩盖，平时患者不易觉察到。

　　（2）费尔蒂（Felty）综合征。类风湿关节炎患者会发生 Felty 综合征的概率约为 1% ~ 3%，且多数是女性，通常发生在 50 ~ 70 岁年龄段，一般是类风湿关节炎长病程的患者。该并发症易出现关节外症状，如难以解释的体重下降，皮肤的色素沉着，小腿的溃疡等。临床典型表现为严重的关节炎、白细胞减少和脾大，血沉往往明显增快。脾脏的大小是可变化的，有时可达正常脾脏的四倍左右，但脾脏的大小与粒细胞减少无关。主要在血常规检查中发现白细胞减少，以中性粒细胞减少为主，或合并贫血和血小板减少。这种状况会持续存在，患者会反复继发感染，以皮肤和呼吸道的感染为主，一般患者的感染用抗生素效果比较好，不除外严重的感染导致患者死亡的可能。

当然在诊断 Felty 综合征之前要考虑并排除药物的因素、骨髓增生性疾病、网状内皮系统恶性病变、肝硬化、淀粉样变、结节病、结核和其他慢性感染等。

135. 类风湿关节炎的血液系统并发症应如何处理?

（1）贫血。轻中度贫血的患者一般只需要积极治疗类风湿关节炎原发病。当类风湿关节炎病情控制平稳，贫血也就慢慢得到纠正。同时，可在治疗类风湿关节炎时加用补铁剂和叶酸治疗。

中度贫血病程较长，进展缓慢，患者也基本能耐受。若患者出现纳差、头晕、乏力等症状时还是要积极就诊，不能忽视，不能简单归因于血压波动引起的头晕。血常规就可以反应贫血的严重程度和简单筛查贫血的类型。当重度贫血导致患者明显的纳差、头晕时，或同时合并感染时，若不积极输血支持治疗，抗感染能力下降，常常会危及生命。因此，重度贫血要积极对症支持治疗，降低重要脏器的缺血缺氧的表现。

平时在服用甲氨蝶呤时，风湿免疫专科医生均会辅助使用叶酸，不但能减轻甲氨蝶呤的不良反应和副作用，同时也能避免发生贫血。因此，在服药期间不能忽视服用叶酸片。

贫血患者除了要积极治疗类风湿关节炎原发病，还要注意饮食，均衡摄取肝脏、蛋黄、谷类等富含铁质的食物。还可以多吃各种新鲜蔬菜。许多蔬菜含铁质很丰富，如黑木耳、紫菜、发菜、荠菜、黑芝麻、莲藕等。如果饮食中摄取的铁质不足或缺铁严重，就要马上补充铁剂。维生素 C 可以帮助铁质的吸收，也能帮助制造血红素，所以维生素 C 的摄取量也要充足。

（2）Felty 综合征。当患者有反复咽痛、咳嗽，咳痰，或其他明确的感染时，最好不要自行在家服药，要及时风湿免疫科就诊。若反复多次检查血常规均提示白细胞低，尽管关节炎症状不严重，也要积极治疗。若确诊是 Felty 综合征，白细胞低不一定是使用甲氨蝶呤产生的后果。而对于非甾体抗炎药物，患者一定要谨慎使用，否则可能会对病情不利，甚至合并出现药物导致的血小板减少。

治疗效果不好的情况下，要考虑进行脾脏切除手术。当患者出现牙龈出血、流鼻血或皮肤出现青斑，这时候也不能轻视，若严重血小板减少，患者会出现自发性出血，颅脑自发性出血危及生命，需要专科积极诊治。过去，脾脏切除是治疗的一种选择方案。实际上一些患者切除脾脏后仍可观察到粒细胞减少持续存在。但贫血和血小板减少在脾切除后有所改善。

治疗的基本药物还是以甲氨蝶呤和粒细胞集落刺激因子为主。短期也可使用中等剂量的糖皮质激素。因此，治疗上和常规的类风湿关节炎略有不同。

136. 类风湿关节炎累及皮肤和内脏血管时有哪些表现?

类风湿关节炎多累及中小血管，是该病常见的关节外表现，一般男性多见。病理检查表现为血清中出现高滴度的类风湿因子。临床上常见表现形式有远端动脉炎，从片状出血到坏死，可表现为甲皱梗死、指端坏死、皮肤溃疡、瘀点或紫癜。通常患者会出现手、足皮肤坏死和溃疡因为伴发明显的坏死区疼痛，一般会积极就诊。

另外，还有发生内脏动脉炎，如脑部的血管炎可表现为脑血管意外；肠道血管炎表现为腹痛、肠出血、肠穿孔；心脏冠状动脉血管炎表现为心绞痛、心肌梗死。有时，神经血管病可以是血管炎的唯一表现，患者有末梢神经病和严重的感觉运动神经病，表现为足部灼热感，还可出现乏力和足下垂。类风湿关节炎患者一旦出现器官特异性血管炎，要及时就诊。在治疗方案方面，需要用大剂量的激素和环磷酰胺／硫唑嘌呤，尽快改善病情。

近十年来，由于类风湿关节炎早期使用甲氨蝶呤和生物制剂治疗，类风湿血管炎已经明显减少。

137. 类风湿关节炎有哪些心血管并发症？

类风湿关节炎病变本身可直接累及心脏，也是动脉粥样硬化和缺血性心脏病的独立危险因素。同时，长期使用非甾体抗炎药物和糖皮质激素也会对心血管系统造成损害，因此类风湿关节炎患者常伴有心血管并发症。其表现形式多样，如心包炎、心包积液、心脏瓣膜关闭不全、心律失常、房室传导阻滞、心室舒张功能减退，少部分患者的心电图可出现非特异性 ST-T 改变。类风湿关节炎因血管炎和肉芽肿可出现心血管并发症，但症状相对较轻，虽然临床少见，但形式多样。

（1）心包炎。一般很难发现，在超声下才能发现。有出现限制性心包炎导致心包填塞的可能，需行心包切除术。尽管心脏超声上心功能良好，但如果出现活动性胸闷气短，要高度警惕限制性心包炎。

（2）心肌炎。一般较少发现，患者通常无明显临床症状。

（3）心内膜炎。类风湿关节炎可出现二尖瓣瓣膜疾病，或瓣膜上出现肉芽肿性结节，但这些在临床上都比较少见。

（4）房室传导阻滞。在类风湿关节炎中很少见。有些患者出现完全性房室传导阻滞，有心脏不适表现，有心电图表现，要积极就诊心

内 / 外科，需要安装永久性起搏器。

（5）冠状动脉炎。当严重的类风湿关节炎并发血管炎病情活动时，累及冠状动脉血管时，会出现心肌梗死或心绞痛的症状。

因此，当患者有心血管危险因素存在，并且有合并类风湿关节炎心脏受累的表现，尤其是动脉粥样硬化的表现时，使用非甾体抗炎药物的类型和时间尤其慎重，不主张使用塞来昔布（西乐葆）进行治疗，这种药物更容易增加血栓形成风险。虽然都是非甾体抗炎药物，但作用的途径还有差别，尤其是类风湿关节炎在症状未控制之前，非甾体抗炎使用时间在 3 ~ 6 个月，这时应根据个体情况，在专科医生的指导下权衡利弊用药。

138. 类风湿关节炎会出现哪些肺部并发症？

（1）胸膜炎。类风湿关节炎患者可合并胸膜炎和胸腔积液。胸膜炎相对常见，因临床症状较少，不容易被发现，且多见于男性，胸膜疼痛常常不是其主要表现。当出现大量渗出性积液时典型表现为胸痛、呼吸困难，少量胸腔积液时，听诊可闻及胸膜摩擦音。

类风湿关节炎胸腔积液是渗出性积液，胸腔积液的生化检查提示糖降低明显。除此之外，结核是感染性胸腔积液中唯一可以引起胸腔积液糖降低的疾病，尤其是有些患者在使用 TNFi 治疗，导致结核活动也是比较常见的。在临床上类风湿关节炎合并胸腔积液，尤其是单发的胸腔积液，鉴别起来会相对困难，还需要其他相关的检查协助诊断，甚至有时可能还需要诊断性抗结核治疗。

（2）肺动脉高压。随着心脏彩超的广泛开展，类风湿关节炎中合并肺动脉高压的情况较以前增多。肺动脉高压的症状是非特异的，早期轻度的肺动脉高压可无任何临床表现。大部分患者都是轻度无临床症状的肺动脉高压。

随着肺动脉压的逐渐升高，病情进展患者可出现进行性活动后气短，活动后疲劳、乏力、运动耐量减低、胸闷气短、呼吸困难、晕厥、心绞痛或胸痛、咯血，病情严重者在休息时也可出现。因肺动脉扩张压迫喉返神经导致声音嘶哑。

长期严重的肺动脉高压，导致右心功能衰竭，出现食欲缺乏、恶心、呕吐、上腹胀痛，双下肢、会阴、腰骶部水肿，胸、腹水，口唇、指尖、耳廓发绀，神经系统症状等。若患者行心脏超声明确证实有中、重度的肺动脉高压，需要积极用药控制症状。

由于肺动脉高压的药物治疗相对比较少，价格也比较昂贵，除了基本的药物治疗，患者还要避免吸烟，日常在家中要吸氧，应注意监测，积极控制、治疗原发病，及时发现肺动脉高压。

针对肺动脉高压患者，应改善预后，积极治疗，避免怀孕、感冒、重体力活动等加重肺动脉高压病情的因素。需要心内科和风湿免疫科共同制定治疗方案，治疗上应口服抗凝药物，若行急性血管反应试验阳性，可以给予钙离子通道阻滞剂降血压，若急性血管反应试验阴性，波生坦、依前列醇是肯定有效的药物，但价格十分昂贵。也有报道使用西地那非有效。日常可以用6分钟步行距离来评价患者运动耐量。

（3）肺间质纤维化。类风湿关节炎常常合并肺间质纤维化。类风湿关节炎因口服甲氨蝶呤也会导致肺间质性改变，临床上有时较难鉴别。

肺间质纤维化轻症患者可以表现疲劳感，逐渐出现活动后气短、咳嗽，有时可以是刺激性咳嗽，通常是咳少量黏液性痰，伴或不伴有发热。严重时出现进行性呼吸困难，也可因呼吸衰竭导致死亡。有些患者往往是在肺间质纤维化的基础上合并感染，症状急剧加重而被发现。

类风湿关节炎合并肺间质纤维化多见于晚期患者，表现为刺激性干咳、进行性呼吸困难。若患者有活动后胸闷气短症状，可以在家行六分钟步行试验，若有异常，需要及时就诊专科，行肺部高分辨 CT 检查可确诊。典型的肺部 CT 表现为毛玻璃样、网格样改变。毛玻璃样改变是肺间质纤维化的早期表现，患者在此阶段，积极激素和硫唑嘌呤 / 环磷酰胺治疗，病情可逆转。若出现网格样改变，已属于晚期，上述药物治疗时机就错过了。因此，还是要早发现，早治疗。

在一些病程长的病例中，很难区分是类风湿关节炎导致的肺间质纤维化，还是使用甲氨蝶呤所致的肺部间质改变。若是甲氨蝶呤所致的肺间质性改变，需要停用甲氨蝶呤，换用其他的改善病情的慢作用药物。

一旦确诊有肺间质纤维化后，尽量减少活动，注重休息，保证足够的睡眠时间。重度肺纤维化 – 间质性肺炎患者要长期卧床休息，定时翻身、拍背、按摩，促进痰液排出，预防褥疮、坠积性肺炎的形成。病情较轻的患者，可制定不同的锻炼方式，如静功等；保持室内空气新鲜，温度保持在 20 ～ 24℃，湿度在 50% ～ 65% 为宜；病室内每天通风 2 次，每次约 15 ～ 30 分钟，避免异味刺激；每天行湿式打扫；房间里不宜铺设地毯、地板膜，也不要放置花草；被褥、枕头不宜用羽毛或陈旧棉絮等易引起过敏的物品填充，而且要经常晒、勤换洗；避免或防止吸入粉尘、烟雾及有害气体；注意保暖，避免受寒，预防感染；人群多空气流通差的地方要戴口罩，特别是冬春季节，气温变化剧烈时，避免冷空气直接刺激呼吸道，而引起刺激性咳嗽；有吸烟习惯者需要积极戒烟。根据每年预测的流感病毒种类进行灭活疫苗和减毒活疫苗流行性感冒（流感）疫苗的接种；家中备氧疗设备，可以是流量 1.0 ～ 2.0L/min 进行吸氧，每日吸氧持续时间 >15 小时。当合并感染时表现有气促加重，常伴有喘息、胸闷、咳嗽加剧、痰量增加、痰液颜色和（或）黏度改变及发热等，也可出现全身不适、失眠、嗜睡、疲乏、抑郁和意识不清等症状。可能为肺间质纤维化急性加重或合并感染的征兆，严重的患者可能合并呼吸衰竭，这时候需要积极就诊呼吸科和风湿免疫科。

（4）肺内类风湿结节。肺内类风湿结节，是类风湿关节炎特异的肺部表现。一般患者无明显症状，很少有胸痛、咳嗽、咯血等症状。多数是在患者行胸部 X 线或做 CT 检查时发现。类风湿关节炎的肺内结节一般是圆形和类圆形的球形阴影，可以是一个孤立存在，也可以是多个，甚至会融合成片，有的可以出现空洞。多数患者的肺内结节，往往首先是由影像科医师发现的，多数影像科医师会首先考虑结核或肺癌，并反复做结核和肿瘤的排查工作，甚至需要手术病理确诊。类风湿关节炎患者发现肺内结节，即使有类风湿结节的可能，排查肿瘤和结核也是很有必要。当所有的检查都不支持结核和肿瘤的情况下，有些患者不愿意做手术、支气管镜或穿刺进一步明确的情况下，可以在积极治疗类风湿关节炎的基础上随访观察，或发现有明显关节炎症状时可考虑细针活检，而避免开胸。

在类风湿关节炎病情稳定，炎症控制好的情况下，类风湿结节是可以消退的。所以，当患者出现上述情况下，需要和医生多方面沟通，权衡利弊，保守观察。但如果不能排除肿瘤和结核的情况下，有感染或肿瘤的相关依据时，患者也应该知晓：类风湿关节炎合并结核或肿瘤也是完全有可能的，尤其是在服用免疫抑制和使用 TNFi 的药物情况下，比普通人会有更高的风险。这时候也不能固执地认为是类风湿结节，要积极配合医生做相应有效检查，如支气管镜、经皮肺穿刺或开胸活检等，以免延误病情。

139. 皮肤类风湿结节有哪些表现？

类风湿关节炎患者中出现类风湿结节的比例达 15% ~ 20%，多见于关节突出或经常受压部位，常发生在前臂常受压的伸侧面，如尺侧及鹰嘴处，结节大小不等，直径数毫米至数厘米，质硬，无定形活动小结，无自觉症状或轻微压痛。

患者出现皮肤类风湿结节，可能会担心出现皮肤肿瘤等不相关的病症。类风湿结节的出现提示着疾病的活动，在治疗过程中出现，提示治疗效果欠佳。给予积极抗风湿治疗后，大部分类风湿结节可以消退。因此，患者不必过分担心。有些患者在喉部、声带出现类风湿结节，表现为进行性声嘶。有些结节会出现在巩膜上，导致巩膜穿孔。因此，当类风湿关节炎患者出现上述症状时还是需要耳鼻喉、眼科的专科确诊，以免耽误病情。

140. 类风湿关节炎有哪些神经系统损害?

（1）腕管综合征。类风湿关节炎的滑膜炎症累及腕关节时，会出现"腕管综合征"的表现，常见症状包括正中神经支配区（拇指，食指，中指和环指桡侧半）感觉异常和 / 或麻木（如图 7-1）。夜间手指麻木很多时候是腕管综合征的首发症状，许多患者均有夜间手指麻醒的经历。患者手指麻木等不适可通过改变上肢的姿势或甩手得到一定程度的缓解。白天从事某些活动也会引起手指麻木的加重，如做针线活、驾车、长时间手持电话或手持书本阅读。部分患者早期只感到中指或环指指尖麻木不适，而到后期才感觉拇指、食指、中指和环指桡侧半均出现麻木不适。某些患者也会有前臂甚至整个上肢的麻木或感觉异常，甚至以这些症状为主要不适。随着病情加重，患者可出现明确的手指感觉减退或丧失，拇短展肌和拇对掌肌萎缩或力弱。患者可出现大鱼际桡侧肌肉萎缩，拇指不灵活，与其他手指对捏的力量下降甚至不能完成对捏动作。

麻木　　　　　　疼痛

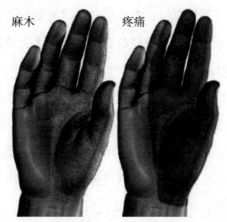

图 7-1　腕管综合征的疼痛和麻木分布

（2）末梢神经炎。类风湿关节炎常见末梢神经损害，表现为肢体远端麻木，感觉减退，甚至有袜套样感觉，病变晚期可出现运动障碍。要积极治疗原发病，减少系统受累的表现。

（3）颈椎和寰枢椎半脱位。类风湿关节炎常累及颈椎，发病率占类风湿关节炎的 17% ~ 80%。类风湿关节炎患者因关节炎症破坏颈椎和寰枢椎，导致脊柱半脱位的概率高达 44%，若脱位严重的患者可以出现高位截瘫，甚至死亡。因此，有慢性类风湿关节炎病史的患者，当出现双侧上肢疼痛及感觉异常、枕部放射痛、双手痛觉消失、双肩和双手臂麻木，伴颈椎后伸，一定需要及时骨科就诊。在无外周神经疾病或受压证据的外周麻痹情况下，当患者出现颈部俯屈时有头下坠感、知觉的变化、突然倒地、大小便失禁、吞咽困难、眩晕、抽搐、偏瘫、发音困难、眼球震颤时一定要警惕。有时即使是很轻的摔倒、急性颈部扭转、普通的麻醉插管，对患者来讲都是很危险的。

类风湿关节炎所致半脱位的症状和严重程度并不成正比，而且无症状性半脱位较为常见，因此 CT 和 MRI 等手段常用于精确评估寰枢椎半脱位情况。

对日常类风湿关节炎患者若有麻醉相关操作之前，应告知麻醉医师其病情，充分评估其病史和临床表现，判断是否可行麻醉相关操作，并在操作过程中做到小心谨慎，避免出现严重并发症。在开展外科操作前应予以充分仔细评估，尤其是涉及颈椎的相关操作，如喉镜检查等。

141. 出现腕管综合征应如何处理?

当患者出现腕管综合征的表现时，因合并类风湿关节炎，多数患者就诊于风湿免疫专科。根据临床症状，结合肌电图和体格检查一般可临床明确诊断。一旦确认，可采取多种方式进行治疗。

早期症状轻时可以考虑非手术治疗，包括支具制动和皮质类固醇注射等。建议患者采用支具制动来控制病情发展，缓解症状。常用的是预制好的支具，佩戴后腕关节被控制在手背向上（背伸）30度位，最有利于手功能发挥，但这样的背伸角度会增加腕管内压力。控制症状的最有效体位是中立位，将腕关节固定于中立位，可以降低腕管内压力。考虑到中立位不利于手功能发挥，因此，一般的建议是白天不固定，晚上用支具将腕关节固定在中立位。

口服消炎药和局部注射皮质类固醇药物也是常用方法。有研究对比皮质类固醇注射与非类固醇类消炎药联合支具制动的疗效。结果显示两组患者症状都明显改善。若局部注射可以暂时缓解症状，随后的手术成功率会很高。当然，激素注射存在并发症，如损伤正中神经等。因此，尽管可以暂时缓解症状，但皮质类固醇注射不建议常规应用。

如果保守治疗方案不能缓解患者的症状，则要考虑手术治疗。1924年开始第一例腕管松解手术。之后，出现了多种手术方法，包括各种切开手术、小切口减压及内窥镜手术等。尽管手术目的是松解正中神经，但也可能因医源性原因造成一束甚至几束正中神经损伤。因此，无论外科医生偏爱何种手术方式，都以充分显露正中神经为前提，以免伤及其他神经。骨科医生认为对于腕部结构有损伤、有占位性病变、有滑膜病变、需二次松解减压者，最好还是做切开松解减压，采用长切口，以便能实施附加手术。使用短切口出现问题时，如操作困难、难于直视等，也应该延长切口，变短切口为长切口，以免发生意外。

142. 类风湿关节炎会出现哪些恶性肿瘤?

研究证明，类风湿关节炎患者患恶性肿瘤的危险性增加，尤其是淋巴瘤的危险性明显增加。类风湿关节炎发生淋巴瘤和白血病的风险是正常人群的 2 ~ 3 倍，而且与使用免疫抑制剂治疗无关。

肺间质性纤维化可能是发生肺部肿瘤的危险因子，但类风湿关节炎患者中消化道的肿瘤发生概率下降。有证据表明，使用非甾体抗炎药物，可以降低结肠息肉的发生和数目。

因此，类风湿关节炎当出现反复低热，用原发病情不能解释的情况下，排除结核、感染等证据时，需要排查肿瘤的因素。

143. 类风湿关节炎会出现哪些肾脏并发症?

（1）药物性肾脏受累。类风湿关节炎患者合并肾脏病变，很少是类风湿关节炎病情直接受累，常常是因为接受治疗，尤其是非甾体抗炎药物导致的间接受损。各型肾小球病变均可在类风湿关节炎累及肾脏病变病理组织学中所见。

临床可见镜下血尿、蛋白尿，少数可出现肾病综合征，患者可出现双下肢凹陷性水肿，眼睑水肿，血压升高。

非甾体抗炎药物常引起肾间质损害，表现为尿 $\alpha 1$ 微球蛋白和尿 $\beta 2$ 微球蛋白增多，患者表现多尿，夜尿增多。

（2）肾脏淀粉样变性。肾淀粉样变性是另一种罕见的并发症。早期是蛋白尿，后期出现大量蛋白尿、低蛋白血症引起的双下肢浮肿为主的肾病综合征的表现，晚期出现肾功能衰竭。

因此，当类风湿关节炎患者出现双下肢浮肿，夜尿增多，一定要警惕，需要进行尿常规检查，了解有无肾脏受累，必要时需要完成肾穿刺进一步明确诊断。在类风湿关节炎控制炎症过程中，使用非甾体抗炎药物要警惕，切不可长期使用，主要还是以改善病情为主的慢作用药物来控制病情。定期尿常规监测对发现和防止药物性肾脏受累也很有必要。

144. 类风湿关节炎合并库欣综合征有哪些表现？

患者若用糖皮质激素时间过长而且剂量大时，常因体内肾上腺皮质功能受到抑制而并发库欣综合征。常见症状主要有满月脸、水牛背、体重增加等。在激素使用方面，患者一定要遵从医嘱，切不可自行服用，甚至是自己增减剂量。

要谨慎使用非正规中医院开具的各种自制中成药丸，若服用过程中出现脸发胖，如满月，体重增加，可能是一些自制药品中加入糖皮质激素所致。

145. 类风湿关节炎合并继发性干燥综合征有哪些表现？

干燥综合征，是一种慢性炎症性自身免疫性疾病。主要侵犯泪腺和大小唾液腺等，导致腺体破坏和分泌减少或缺乏，临床表现以眼和口腔黏膜为主的干燥症候群。约有1/5的类风湿关节炎患者会出现继发性干燥综合征。

（1）口腔干燥。轻度时常易被忽视；较重时，影响咀嚼，不能将干燥食物形成食物团块，并有吞咽困难，需汤水将食物送下。由于唾液分泌减少和抗菌能力降低，常发生重度龋齿，牙齿呈粉末状或小块状破碎，最后脱落。

（2）唾液腺肿大。可以是双侧也可以是单侧的，并随着时间变化。有的患者可出现腮腺炎的表现，腮腺发生肿大和疼痛。当出现明显腮腺区肿块时，要警惕淋巴瘤的可能。

（3）泪腺病变和泪腺分泌减少。可致眼睛干燥或眼前呈幕状遮蔽感觉，眼痛、畏光、眼睛疲劳、眼睛分泌物增多、合并感染时出现流脓，导致结膜炎反复发作。泪腺肿大，球结膜血管扩张，结膜或角膜干燥，失去光泽。严重者可造成角膜穿孔或前房积脓。

有些干燥综合征患者除了腺体的临床症状外，还会出现系统表现，如肺、消化道、肾脏、神经系统、肝脏等。

针对患者口腔、眼睛和皮肤的干燥，治疗主要是以外部湿润治疗。眼部干燥病变给予人工泪液，长期使用，最好选用不含防腐剂、独立小包装的人工泪液。唾液的替代治疗不如泪液那样有效方便，临床上只能避免使用热风的供暖系统，防止过度使用空调，配用加湿器。为防止发生龋齿，避免食用含糖过多的食物，并保持口腔清洁。

146. 类风湿关节炎会出现哪些感染症状？

感染是类风湿关节炎的常见的并发症，主要与使用激素、免疫抑制剂和生物制剂等相关，特别是使用英夫利昔单抗和依那西普这些生物制剂之后。患者由于患 RA 时间太久，自身免疫功能下降，一旦有传染病流行时，会比正常人更易受到传染。最常见的感染是结核、肺炎、皮肤感染、化脓性关节炎和泌尿系统感染等。

当类风湿关节炎合并感染性关节炎时很难鉴别。患者出现明显的发热、寒战和脓性滑液时也要警惕，不能想当然地认为类风湿关节炎没有得到控制。

　　若类风湿关节炎患者日常生活不注意卫生，或患感冒后，常容易发生泌尿系感染。尤其是老年患者，有类风湿关节外表现，且合并有慢性肺部疾病、糖尿病史，使用糖皮质激素和肿瘤坏死因子等易感染的危险因素，更应当慎重，应定期到专科医生处随访。

（赵春梅，张剑勇）

第八章 监测指标异常应就医

147. 为什么要监测检查指标?

在类风湿关节炎的诊断及治疗过程中,要对一些指标进行定期监测,例如红细胞沉降率[简称血沉(ESR)]、C反应蛋白(CRP)、类风湿因子(RF)、肝功能、肾功能等。对有关指标进行定期监测的目的有两个,第一是为了疾病诊断和判断病情活动度与疗效;第二是为了判断治疗措施有没有引起一些不良反应,例如引起肝损伤、肾损伤及骨髓造血抑制等。

对于表现很典型的患者,出现对称性的关节肿痛,主要累及部位是双腕关节、双手近端指间关节及双手掌指关节(如图8-1),同时伴有典型的晨僵,而且晨僵持续时间超过1个小时,通常根据临床表现就可以初步诊断为类风湿关节炎。但是对于表现不典型的患者,有时很难一下子诊断这个病是不是类风湿关节炎,这个时候就需要检查一些指标。如果检查结果显示血沉及C反应蛋白升高,显示类风湿因子及抗环瓜氨酸多肽抗体的滴度较高,那么就有助于做出类风湿关节炎的诊断。

在诊断出了类风湿关节炎之后,该怎么治疗呢?是选择一个比较强的治疗方案,还是选择一个温和一点的治疗方案,这就要根据患者的病情活动度来决定。判断患者病情活动度的其中一些依据就是某些相关的检查指标,例如血沉、C反应蛋白升高、类风湿因子及抗环瓜氨酸多肽抗体等。如果这些指标非常非常高，高于正常值上限的三倍以上，那么这些指标就提示患者病情活动度较高，很容易造成关节破坏及畸形，这种情况最好早期就选择较强的治疗方案。

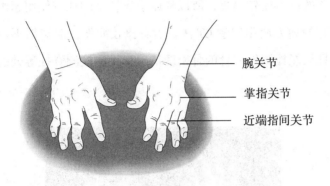

腕关节

掌指关节

近端指间关节

图 8-1　手部关节

治疗类风湿关节炎的药物，不管是西药还是中药，都可能引起一些不良反应，例如肝损伤、肾损伤及骨髓造血抑制等，定期对接受药物治疗的患者进行肝功能、肾功能及血常规等指标的监测，有利于早期发现药物引起的不良反应，并指导进一步的治疗方向。

148. 应该监测哪些指标？

（1）受累关节的影像学检查。包括双手受累关节的 X 片（如图8-2）或磁共振（MRI）。定期进行受累关节的影像学检查，有助于判断已有的治疗效果如何，以及是否有效阻止了病情的进一步发展。如果检查结果提示病变比治疗前有明显进展，则提示需要进一步增加治疗方案的强度。

（2）有助于判断类风湿关节炎病情活动度及疗效的指标。例如血沉、C 反应蛋白、类风湿因子及抗环瓜氨酸多肽抗体等。如果检查结果明显异常，则提示病情活动度较高或尚未得到有效控制，表示需要更强的治疗方案。对于服用激素或合并有骨质疏松症的患者，还需要进行骨密度的检查。目前国际上判断骨密度的方法，结果较科学可靠的是双能 X 线吸收法（dual-energy X-ray absorptiomery, DXA）。但由于检查需要的仪器比较昂贵，所以临床也有较多的地方使用超声骨密度法，还有的地方使用定量 CT 法。后者比较简便，但结果不及前者准确，并且只能检测外周骨的骨密度情况，无法检测脊柱等处的骨密度情况。

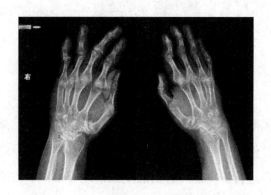

图 8-2 类风湿关节炎手部 X 片表现

（3）有助于判断药物不良反应的指标。例如肝功能、肾功能及血常规等。

（4）肺功能和肺 CT 检查。类风湿关节炎本身有时会累及肺部，引起肺间质病变。一些治疗类风湿关节炎的药物，例如甲氨蝶呤（MTX）和来氟米特（LEF），有时也会引起肺间质病变。如果患者出现了活动后明显气促等相关临床表现，要警惕肺间质病变的可能，尽早做个肺部高分辨率 CT 的检查，必要时进行肺功能的检查。对明确了合并肺间质病变的类风湿关节炎患者，还要定期监测肺部高分辨率CT 和肺功能表现，明确病情进展情况，指导进一步的治疗。

149. 检查指标应该多久检测一次?

简单来说,不同指标有不同的要求。

受累关节的影像学检查,在病情尚未得到有效控制的情况下,可以每3个月左右检查一次。如果病情已经非常稳定,则每年一到两次就够了。

对于有助于判断类风湿关节炎病情活动度及疗效的指标,建议在病情尚未得到有效控制的情况下,C反应蛋白可以每个月左右检查一次,血沉、类风湿因子及抗环瓜氨酸多肽抗体等可以每2~3个月检查一次。如果病情已经非常稳定,则可以每半年检查一次。骨密度的检测,一般可以每年一到两次。

对于有助于判断药物不良反应的指标,例如肝功能、肾功能及血常规等,在刚开始治疗的时候,需要每个月检查一次。如果治疗过程中有发热、黄疸及腹痛等异常表现,可以随时去检查。如果连续检查三次均未发现异常,提示已有的治疗措施对患者的安全性较好,以后可以每2~3个月检查一次。中间如果有异常不舒服的表现,则可以随时去检查。

150. 如何解读血常规的检测结果?

血常规是最基本的血液检验。众所周知,血液是由液体和有形细胞两大部分组成,血液的有形细胞部分又包括红细胞(俗称红血球)、白细胞(俗称白血球)和血小板。血常规检验的就是血液的有形细胞部分,通过观察血液的有形细胞部分的数量变化及形态分布,可以判断疾病情况。血常规是医生诊断病情的常用辅助检查手段之一。

一个标准的血常规检查内容详见表8-1。

表 8-1　血常规检查项目及参考值

项目	参考值
白细胞计数（WBC）	$(4 \sim 10) \times 10^9/L$
中性粒细胞计数（NEUT）	$(1.2 \sim 6.8) \times 10^9/L$
中性粒细胞比例（NEUT%）	43% ~ 76%
淋巴细胞计数（LY）	$(0.8 \sim 4.0) \times 10^9/L$
淋巴细胞比值（LY%）	17% ~ 48%
单核细胞计数（MONO）	$(0.3 \sim 0.8) \times 10^9/L$
单核细胞比例（MONO%）	4% ~ 10%
红细胞计数（RBC）	$(3.5 \sim 5.5) \times 10^{12}/L$
血红蛋白浓度（HB）	120 ~ 160g/L
红细胞压积（HCT）	40% ~ 48%
平均红细胞体积（MCV）	80 ~ 97fL
平均红细胞血红蛋白浓度（MCHC）	300 ~ 360g/L
平均红细胞血红蛋白含量（MCH）	26.5 ~ 33.5pg
血小板计数（PLT）	$(100 \sim 300) \times 10^9/L$
红细胞分布宽度（RDW）	11% ~ 14.5%
血小板体积分布宽度（PDW）	9% ~ 18%
平均血小板体积（MPV）	7.4 ~ 12.5fL
大血小板比例（P-LCR）	10% ~ 50%

在血常规检查中，白细胞、红细胞以及血小板的数据是最为关键的，也是类风湿关节炎患者必须认真观察的。

对类风湿关节炎患者来说，血常规检查主要有两方面的作用：①用于判断类风湿关节炎是否累及血液系统，累及血液系统时，经常会出现白细胞降低及贫血；②用于判断某些治疗类风湿关节炎的药物是否引起了骨髓的造血抑制。如果患者发现自己的血常规报告里有上述种种异常，一定要及时把报告拿给自己的专科医生看，以便医生及时采取对应的措施。

151. 血常规中白细胞相关的异常情况有哪些？

白细胞在机体内起着消灭病原体，保卫健康的作用，它的正常值是（4～10）×10^9/L。白细胞又可分为以下5类：①中性粒细胞；②淋巴细胞；③嗜酸性粒细胞；④嗜碱性粒细胞；⑤单核细胞。白细胞总数的增多或减少主要受中性粒细胞数量的影响，淋巴细胞等其他白细胞数量上的改变也会引起白细胞总数的变化。白细胞总数改变的临床意义要结合白细胞分类的改变来进行分析。5种白细胞正常百分数和绝对值详见表8-2。

表8-2 白细胞正常百分比和绝对值

细胞类型	百分比（%）	绝对值（×10^9/L）
中性粒细胞（N）		
杆状核（st）	0～5	0.04～0.05
分叶核（sg）	50～70	2～7
嗜酸性粒细胞（E）	0.5～5	0.05～0.5
嗜酸性粒细胞（B）	0～1	0～0.1
淋巴细胞（L）	20～40	0.8～4
单核细胞（M）	3～8	0.12～0.8

（1）中性粒细胞增多（Neutrophilia）。生理情况下，外周血白细胞及中性粒细胞一天内存在着数量波动，下午比早晨高。妊娠后期及分娩时、剧烈运动或劳动后、饱餐或淋浴后、高温或严寒均可使其一过性增高。病理性的中性粒细胞增多常见于：①急性感染，特别是化脓性球菌的感染，但要注意在某些极重度感染时，中性粒细胞计数反而会减低；

②严重的组织损伤及大量的血细胞破坏，如严重外伤及血管内溶血等；③急性大出血；④急性中毒；⑤白血病、骨髓增生性疾病及肿瘤。

（2）中性粒细胞减少（Neutropenia）。白细胞总数低于 $4 \times 10^9/$ L 称白细胞减少（leukopenia），当中性粒细胞绝对的低于 I. $5 \times 10^9/$ L. 称为粒细胞减少症，低于 $0.5 \times 10^9/$ L 时称为粒细胞缺乏症。引起中性粒细胞减少的原因有：①感染，特别是某些革兰氏阴性杆菌的感染，如伤寒、副伤寒杆菌感染时，白细胞总数与中性粒细胞均减少；某些病毒感染性疾病，如流感、病毒性肝炎、水症、风疹、巨细胞病毒感染时，白细胞亦常减低；②血液系统疾病，如再生障碍性贫血、非白血性白血病、恶性组织细胞病、巨幼细胞贫血、严重缺铁性贫血、阵发性睡眠性血红蛋白尿及骨髓转移癌等，白细胞减少同时常伴血小板及红细胞减少；③物理、化学因素损伤；④单核－巨噬细胞系统功能亢进；⑤自身免疫性疾病。

（3）嗜酸性粒细胞增多（eosinophilia）。常见于过敏性疾病、寄生虫病、皮肤病、血液病、某些恶性肿瘤、某些传染病及某些风湿性疾病。

（4）淋巴细胞增多（lymphocytosis）。儿童期淋巴细胞较高，婴儿出生时淋巴细胞约占35%，粒细胞占65%；4～6天后淋巴细胞可达50%，与粒细胞比例大致相等；4～6岁时，淋巴细胞比例逐渐减低，粒细胞比例增加，逐渐达到正常成人水平。此为儿童期的淋巴细胞生理性增多。病理性淋巴细胞增多见于：①感染性疾病，主要为病毒感染，如水痘、流行性腮腺炎、传染性单核细胞增多症、病毒性肝炎、流行性出血热以及柯萨奇病毒、腺病毒、巨细胞病毒等感染，也可见于百日咳杆菌、结核分枝杆菌、布鲁菌、梅毒螺旋体、弓形虫等的感染；②肿瘤性疾病，急性和慢性淋巴细胞性白血病、淋巴瘤；③急性传染病的恢复期；④移植排斥反应，如移植物抗宿主反应或移植物抗宿主病。

（5）淋巴细胞减少（lymphocytopenia）。主要见于应用糖皮质激素、烷化剂及抗淋巴细胞球蛋白等的治疗以及放射性损伤、免疫缺陷性疾病、丙种球蛋白缺乏症等。

（6）单核细胞增多（monocytosis）。婴幼儿及儿童单核细胞可增多，属生理性增多。病理性单核细胞增多常见于：①某些感染，如感染性心内膜炎、疟疾、黑热病、急性感染的恢复期、活动性肺结核等，单核细胞明显增多；②某些血液病，如单核细胞白血病、粒细胞缺乏症恢复期、多发性骨髓瘤、恶性组织、细胞病、淋巴瘤、骨髓增生异常综合征等也可见单核细胞增多。

152. 血常规检查中红细胞相关的异常情况有哪些？

（1）红细胞及血红蛋白增多。是单位容积血液中红细胞数及血红蛋白量高于参考值高限，多次检查成年男性红细胞 $>6.0 \times 10^{12}/ L$，血红蛋白 $> 170 \, g/ L$，成年女性红细胞 $> 5.5 \times 10^{12}/ L$，血红蛋白 $> 160 \, g/ L$ 即认为增多。

红细胞及血红蛋白增多分为相对性增多及绝对性增多。相对性增多是因血浆容量减少，使红细胞容量相对增加，多见于严重呕吐、腹泻、大量出汗、大面积烧伤、慢性肾上腺皮质功能减低、尿崩症、甲状腺功能亢进危象、糖尿病酮症酸中毒等。绝对性红细胞及血红蛋白增多临床上称为红细胞增多症（polycythemia），按发病的原因又分为继发性和原发性两类，后者称为真性红细胞增多症。

（2）红细胞及血红蛋白减少。①生理性减少，婴幼儿及 15 岁以前的儿童，红细胞及血红蛋白一般比正常成人低 10% ~ 20%，部分老年人，妊娠中、晚期妇女均可出现红细胞数及血红蛋白减少；②病理性减少，见于各种贫血，根据贫血产生的病因和发病机制不同，可将贫血分为红细胞生成减少、红细胞破坏增多、红细胞丢失过多。

153. 血常规检查中血小板会有哪些异常?

（1）血小板减少。血小板低于 $100 \times 10^9/L$ 时称为血小板减少，可见于：①血小板的生成障碍，见于再生障碍性贫血、放射性损伤、急性白血病、巨幼细胞贫血、骨髓纤维化晚期等；②血小板破坏或消耗增多，见于原发性血小板减少性紫癜、系统性红斑狼疮、恶性淋巴瘤、上呼吸道感染、风疹、新生儿血小板减少症、弥散性血管内凝血（DIC）、血栓性血小板减少性紫癜（TTP）、先天性血小板减少症；③血小板分布异常，如脾肿大、血液被稀释（输入大量库存血及血浆）等。

（2）血小板增多。血小板数超过 $400 \times 10^9/L$，为血小板增多，见于：①原发性血小板增多，多为骨髓增生性疾病，如真性红细胞增多症和原发性血小板增多症、骨髓纤维化早期及慢性粒细胞白血病等；②反应性血小板增多，见于急性感染、急性出血、某些癌症患者，这种增多是轻度的，多在 $500 \times 10^9/L$ 以下。

154. 如何解读 C 反应蛋白的检测结果?

1941 年，有研究者发现在急性炎症患者的血清中出现了一种可以结合肺炎球菌细胞壁 C 多糖的蛋白质，其将这种蛋白质命名为 C 反应蛋白（C-reactive protein, CRP）。在后来，C 反应蛋白指的是在机体受到感染或组织损伤时，血浆中一些急剧上升的蛋白质。C 反应蛋白由肝细胞合成，能激活补体，促进粒细胞及巨噬细胞的吞噬作用，从而在机体的天然免疫过程中发挥重要的保护作用。CRP 被认为是第一个急性时相反应蛋白，正常情况下含量极低，在急性创伤和感染时其血浓度急剧升高。CRP 是临床上最常用的急性时相反应指标。传统观点认为 C 反应蛋白是一种非特异的炎症标志物，但近十年的研究揭示了 C 反应蛋白直接参与了炎症与动脉粥样硬化等心血管疾病，并且是心血管疾病最强有力的预示因子与危险因子。

一般情况下，C 反应蛋白增高的原因包括以下几个方面：①急性炎症或组织坏死，如严重创伤、手术、急性感染等。C 反应蛋白常在几小时内急剧显著升高，且在血沉增快之前即升高，恢复期 C 反应蛋白亦先于血沉之前恢复正常。手术者术后 7~10 天 C 反应蛋白浓度下降，否则提示感染或并发血栓等。②急性心肌梗死：24~48h 升高，3 天后下降，1~2 周后恢复正常，C 反应蛋白可作为预测心肌梗死相对危险度的指标。③C 反应蛋白可作为风湿病的病情观察指标。急性风湿热、类风湿关节炎、系统性红斑狼疮等在病情活动时常见 C 反应蛋白升高明显。

值得注意的是，C 反应蛋白的检测结果受饮食及饮酒的影响较大，所以在抽血前一天不要进食油腻、高蛋白食物，避免大量饮酒。血液中的酒精成分会直接影响检验结果。

155. 如何解读血沉的检测结果？

血沉实际上是红细胞沉降率（erythrocyte sedimentation rate, ESR）的简称，是指红细胞在一定条件下沉降的速度。将抗凝处理的静脉血静置于垂直竖立的小玻璃管中，由于红细胞的比重较大，受重力作用而自然下沉，正常情况下下沉十分缓慢，常以红细胞在第一小时末下沉的距离来表示红细胞沉降的速度，称血沉。

正常人血沉检测结果正常值范围与检测方法及年龄有关。临床上最常使用魏氏法进行血沉检测，其正常值范围如下：

<50 岁，男性 0 ~ 15mm/h，女性 0 ~ 20mm/h；

>50 岁，男性 0 ~ 20mm/h，女性 0 ~ 30mm/h；

>85 岁，男性 0 ~ 30mm/h，女性 0 ~ 42mm/h；

儿童，0 ~ 10mm/h

要注意的是，血沉增快时，不一定就意味着疾病，在一些生理情况下血沉也会增快，如妇女月经期间血沉略增快、妊娠3个月以上直到分娩后3周时血沉可达30mm/h或更多。60岁以上的高龄者因血浆纤维原蛋白量逐渐增高等，也常见血沉增快。

一般情况下，血沉病理性增快的原因包括以下几个方面。

（1）各种炎症。例如细菌性急性感染及风湿热。

（2）组织损伤及坏死。例如较大的手术创伤、心肌梗死等。

（3）恶性肿瘤。血沉加快可能与肿瘤细胞分泌糖蛋白（属球蛋白）、肿瘤组织坏死、继发感染及恶病质、贫血等因素有关。良性肿瘤血沉多正常，故常用血沉作为恶性肿瘤及一般X线检查不能查见的恶性肿瘤。对于因恶性肿瘤增快的血沉，可因手术切除或化疗放疗较彻底而渐趋正常，复发或转移时又见增快。

（4）各种原因导致的高球蛋白血症。例如亚急性感染性心内膜炎、黑热病、系统性红斑狼疮等所致的高球蛋白血症时，血沉常明显增快。但巨球蛋白血症患者，血浆中IgM增多，其血沉理应增快，但若IgM明显增多而使血浆黏稠度增高即高黏滞综合征时，反而抑制血沉，可得出一个正常甚至减慢的结果。

（5）贫血。轻度贫血对血沉尚无影响，若血红蛋白低于90g/L时，血沉可增快，贫血越严重，血沉增快越明显。所以明显贫血患者作血沉检查时应进行贫血因素的校正，而报告其校正后的结果。低色素性贫血，因红细胞体积减小，内含血红蛋白量不足而下沉缓慢；遗传性球形细胞增多症、镰形细胞性贫血时，由于其形态学的改变不利于缗钱状聚集，故其血沉结果通常降低。

（6）高胆固醇血症。特别是动脉粥样硬化血胆固醇明显增高者，血沉增快。

在分析血沉的意义时，最好能与炎症时白细胞计数结合起来分析，这样对辅助诊断及疗效观察更有益。白细胞的增高及其分类变化直接受细菌素、组织分解产物等影响，故变化出现早，对急性炎症的诊断、疗效观察更为重要，而血沉增快乃继发于急性反应时相产物的增多，特别是受纤维蛋白原和球蛋白增高等影响，出现相对较晚，故对观察慢性炎症特别是判断疗效更有价值。鉴于血沉增快大多因血浆中蛋白质成分改变引起，而这种改变一旦发生并不能迅速消除，因此复查血沉的间隔时间不宜太短，应间隔至少一周。

对类风湿关节炎患者来说，血沉增快在临床上也比较常见。采用魏氏法测量血沉时，不论男女，血沉值达 25mm/h 时，为轻度增快；达 50mm/h 时为中度增快；大于 50mm/h 则为重度增快。血沉增高常提示类风湿关节炎的病情有活动，血沉数值越高提示病情活动度越明显。在类风湿关节炎病情得到控制后，血沉可渐趋正常，但在类风湿关节炎病情复发时，血沉又可见增快。所以，血沉对类风湿关节炎的意义就是判断病情是否活动，并可预示病情是否复发。

156.如何解读类风湿因子的检测结果？

类风湿因子（rheumatoid factor, RF）是类风湿关节炎患者血清中针对变性 IgG FC 片段上抗原表位的一类自身抗体，主要为 IgM 型自身抗体，但也有 IgG 型、IgA 型和 IgE 型，各型类风湿因子临床意义有所不同。类风湿因子的检测最初是用致敏绵羊红细胞凝集试验进行检测，目前最常采用 IgG 吸附的胶乳颗粒凝集试验，但此法的灵敏度和特异性均不高，而且只能检出血清中的 IgM 型类风湿因子。IgG 型和 IgA型类风湿因子则需要用放射免疫法或酶联免疫吸附等方法检测。IgM型类风湿因子在类风湿关节炎患者中的阳性率约为 80%。

人体内普遍存在着类风湿因子，并随着年龄的增加而增加。类风湿因子在人体内起着一定的生理作用，这些生理作用包括：调节体内免疫反应；激活补体，加快清除微生物感染；清除免疫复合物使机体免受循环复合物的损伤。只有类风湿因子的量超过一定的滴度时才称为类风湿因子阳性。

类风湿因子阳性最常见于类风湿关节炎，也可见于系统性红斑狼疮、干燥综合征及系统性血管炎等其他风湿性疾病。除此之外，类风湿因子阳性还可见于某些感染，如肺结核、亚急性细菌性心内膜炎等。

对类风湿关节炎患者来说，类风湿因子增高在临床上比较常见。类风湿因子增高常提示类风湿关节炎的病情有活动，类风湿因子数值越高提示病情活动度越明显。在类风湿关节炎病情得到控制后，类风湿因子可渐趋正常，但在类风湿关节炎病情复发时，类风湿因子又可见增高。值得注意的是，类风湿因子阳性还与患者的一些特定临床表现有关，有研究发现，类风湿因子阳性患者多伴有关节外表现，如类风湿结节、皮肤血管炎及肺部累及等。

157. 如何解读抗环瓜氨酸多肽（抗 CCP）抗体的检测结果？

1998 年谢莱肯斯（Schellekens）和希瓦尔·诺伊豪斯（Girbal Neuhause）等证实瓜氨酸残基是类风湿关节炎特异的抗丝聚合蛋白（filaggrin）抗体识别表位的必需组成，并通过一定的试验显示了瓜氨酸是类风湿关节炎患者血清中抗谢莱肯斯相关抗体识别的主要组成性抗原决定簇成分。在 2000 年，Schellekens 合成环瓜氨酸肽（cyclic citrullinated peptide, CCP）。后来采用环瓜氨酸肽为抗原基质，用酶联免疫吸附法检测类风湿关节炎患者血清中的抗环瓜氨酸多肽抗体，其诊断类风湿关节炎的敏感性和特异性均有明显提高。抗 CCP 抗体主要为 IgG 类抗体，对类风湿关节炎的特异性约为 96%，在类风湿关节炎的早期阶段即可出现阳性，并且具有很高的阳性预报率。临床资料显示，抗 CCP 抗体对诊断早期类风湿关节炎的敏感度有 40% ~ 60%。还有学者认为，抗 CCP 抗体不仅是类风湿关节炎早期诊断指标，而且是鉴别侵蚀性、非侵蚀性类风湿关节炎的灵敏指标。抗 CCP 抗体阳性者通常出现或易发展成更严重的关节骨质破坏。克鲁特（Kroot）等通过对数百例发病 1 年以内的类风湿关节炎患者进行了 1 ~ 6 年的随访，通过对疾病活动评分、健康评估问卷以及影像学评分的连续观察，发现抗 CCP 抗体阳性的类风湿关节炎患者骨破坏较阴性者严重。联合检测类风湿因子和抗 CCP 抗体，将明显提高类风湿关节炎诊断的敏感度和特异性。

　　总的来说，对类风湿关节炎患者来说，抗 CCP 抗体阳性在临床上比较常见。抗 CCP 抗体滴度增高常提示类风湿关节炎的病情有活动，抗 CCP 抗体滴度数值越高提示病情活动度越明显。在类风湿关节炎病情得到控制后，抗 CCP 抗体可渐趋正常，但在类风湿关节炎病情复发时，抗 CCP 抗体又可见增快。所以，抗 CCP 抗体对类风湿关节炎的意义就是判断病情是否活动及是否容易出现关节破坏，并可预示病情是否复发。

158. 如何解读肝功能的检测结果？

　　为发现肝脏损伤及了解、评估肝脏各种功能状态而设计的众多实验室检测方法，广义上均可统称为肝功能试验（liver function test, LFTs），主要包括反映肝脏代谢功能状态的相关指标及反映肝损伤的相关指标。肝癌标志物、肝炎病毒血清标志物及基因检测不属于基本肝功能范畴。肝功能检查的目的在于探测肝脏有无疾病、肝脏损害程度以及查明肝病原因、判断预后和鉴别发生黄疸的病因等。目前，肝功能在临床开展的试验种类繁多，不下几十种，但是每一种肝功能试验只能探查肝脏的某一方面的某一种功能，到现在为止仍然没有一种试验能反映肝脏的全部功能。因此，为了获得比较客观的肝功能结论，应当选择多种肝功能试验组合，必要时要多次复查。同时在对肝功能试验的结果进行评价时，必须结合临床症状全面考虑肝功能，避免片面性及主观性。由于每家医院的实验室条件、操作人员、检测方法的不同，因此不同医院提供的肝功能检验正常值参考范围一般也不相同。

　　肝功能是多方面的，同时也是非常复杂的。由于肝脏代偿能力很强，加上目前尚无特异性强、敏感度高、包括范围广的肝功能检测方法，因而即使肝功能正常也不能排除肝脏病变。特别是在肝脏损害早期，许多患者肝功能试验结果正常，只有当肝脏损害达到一定的程度时，才会出现肝功能试验结果的异常。同时肝功能试验结果也会受实验技术、实验条件、试剂质量以及操作人员等多种因素影响，因此肝功能试验结果应当由临床医生结合临床症状等因素进行综合分析，然后再确定是否存在疾病，是否需要进行治疗和监测。

　　（1）反映肝细胞损伤的项目。以血清酶检测常用，包括丙氨酸氨基转移酶，又称谷丙转氨酶（ALT）、天冬氨酸氨基转移酶，又称谷草转氨酶（AST）、碱性磷酸酶（ALP）、γ-谷氨酰转肽酶（γ-GT 或 GGT）等。在各种酶试验中，ALT 和 AST 能敏感地反映肝细胞损伤与否及损伤程度。各种急性病毒性肝炎、药物或酒精引起急性肝细胞损伤时，血清 ALT 最敏感，在临床症状如黄疸出现之前 ALT 就急剧升高，同时 AST 也升高，但是 AST 升高程度不如 ALT。而在慢性肝炎和肝硬化时，AST 升高程度超过 ALT，因此 AST 主要反映的是肝脏损伤程度。

　　在重症肝炎时，由于大量肝细胞坏死，血中 ALT 逐渐下降，而此时胆红素却进行性升高，即出现"胆酶分离"现象，这常常是肝坏死的前兆。在急性肝炎恢复期，如果出现 ALT 正常而 γ-GT 持续升高，常常提示肝炎慢性化。患慢性肝炎时如果 γ-GT 持续超过正常参考值，提示慢性肝炎处于活动期。

　　（2）反映肝脏分泌和排泄功能的项目。包括总胆红素（TBil）、直接胆红素（DBil）、总胆汁酸（TBA）等。当患有病毒性肝炎、药物或酒精引起的中毒性肝炎、溶血性黄疸、恶性贫血、阵发性血红蛋白尿症及新生儿黄疸、内出血等时，都可以出现总胆红素升高。直接胆红素是指经过肝脏处理后，总胆红素中与葡萄糖醛酸基结合的部分。直接胆红素升高说明肝细胞处理胆红素后的排出发生障碍，即发生胆道梗阻。如果同时测定 TBil 和 DBil，可以鉴别诊断溶血性、肝细胞性和梗阻性黄疸。

溶血性黄疸：一般 TBil < 85μmol/L，直接胆红素 / 总胆红素 < 20%。

肝细胞性黄疸：一般 TBil < 200μmol/L，直接胆红素 / 总胆红素 > 35%。

阻塞性黄疸：一般 TBil > 340μmol/L，直接胆红素 / 总胆红素 > 60%。

另外 γ-GT、ALP、5'- 核苷酸（5'-NT）也是很敏感的反映胆汁淤积的酶类，它们的升高主要提示可能出现了胆道阻塞。

（3）反映肝脏合成贮备功能的项目。包括前白蛋白（PA）、白蛋白（Alb）、胆碱酯酶（CHE）和凝血酶原时间（PT）等。它们是通过检测肝脏合成功能来反映其贮备能力的常规试验。前白蛋白、白蛋白下降提示肝脏合成蛋白质的能力减弱。当患各种肝病时，病情越重，血清胆碱酯酶活性越低。如果胆碱酯酶活性持续降低且无回升迹象，多提示预后不良。肝胆疾病时 ALT 和 GGT 均升高，如果同时 CHE 降低者为肝脏疾患，而正常者多为胆道疾病。另外 CHE 增高可见于甲亢、糖尿病、肾病综合征及脂肪肝。凝血酶原时间（PT）延长揭示肝脏合成各种凝血因子的能力降低。

（4）反映肝脏纤维化和肝硬化的项目。包括白蛋白（Alb）、总胆红素（TBil）、单胺氧化酶（MAO）、血清蛋白电泳等。当患者患有肝脏纤维化或肝硬化时，会出现血清白蛋白和总胆红素降低，同时伴有单胺氧化酶升高。血清蛋白电泳中 γ 球蛋白增高的程度可评价慢性肝病的演变和预后，提示肝巨噬细胞功能减退，不能清除血循环中内源性或肠源性抗原物质。此外，最近几年在临床上应用较多的反映肝脏纤维化和肝硬化的项目还包括透明质酸（HA）、层黏蛋白（LN）、Ⅲ型前胶原肽和Ⅳ型胶原等。它们在血清中的含量，可反映肝脏内皮细胞、贮脂细胞和成纤维细胞的变化，如果它们的血清水平升高常常提示患者可能存在肝纤维化和肝硬化。

对类风湿关节炎患者来说，肝功能检查的作用主要用于判断某些治疗类风湿关节炎的药物是否引起了肝损伤。如果患者发现自己的肝功能检查报告里有上述种种异常，一定要及时把报告拿给自己的专科医生看，以便医生及时采取对应的措施。

159. 如何解读肾功能的检测结果？

肾脏是一个重要的生命器官，其主要功能是生成尿液，以维持体内水、电解质、蛋白质和酸碱度等代谢平衡；同时也兼有内分泌功能，如产生肾素、红细胞生成素、活性维生素 D，以实现调节血压、钙磷代谢和生成红细胞的功能。

肾脏常用的实验室检测有尿液检测及肾功能（renal function）检测。肾功能是指肾脏排泄体内代谢废物，维持机体钠、钾、钙等电解质的稳定及酸碱平衡的功能，肾功能检查包括血肌酐、血尿素氮、血及尿 β2- 微球蛋白、尿白蛋白、尿免疫球蛋白 G、尿分泌型免疫球蛋白 A 等。肾功能检测是判断肾脏疾病严重程度和预测预后、确定疗效、调整某些药物剂量的重要依据，但尚无早期诊断价值。

（1）血清或血浆肌酐测定。参考值：成人男 53 ~ 106 μmol/L，女 44 ~ 97 μmol/L。

临床意义：①评价肾小球滤过功能。血肌酐增高见于各种原因引起的肾小球滤过功能减退，如急性肾衰竭和慢性肾衰竭；血肌酐增高程度与病变严重性一致，肾衰竭代偿期，血肌酐 < 178 μmol/L；肾衰竭失代偿期，血肌酐 > 178 μmol/L；肾衰竭期，血肌酐明显升高（可大于 445 μmol/ L）。

②鉴别肾前性和肾实质性少尿。器质性肾衰竭，血肌酐常超过 200 μmol/L；而肾前性少尿，如心力衰竭、脱水、肝肾综合征、肾病综合征等所致的有效血容量下降，使肾血流量减少，血肌酐浓度上升多不超过 200 μmol/L。

③生理变化。老年人、消瘦者血肌酐可能偏低，因此一旦血肌酐上升，就要警惕肾功能减退。

④药物影响。当血肌酐明显升高时、肾小管肌酐排泌增加，致肌酐清除率超过真正的肾小球滤过率。此时可用西咪替丁抑制肾小管肌酐分泌。

（2）血清尿素氮。参考值：成人 3.2 ~ 7.1mmol/L，婴儿及儿童 1.8 ~ 6.5mmol/L。

血清尿素氮增高见于：

①器质性肾功能损害。各种原发性肾小球肾炎、肾盂肾炎、间质性肾炎、肾肿瘤、多囊肾等所致的慢性肾衰竭。急性肾衰竭肾功能轻度受损时，血清尿素氮可能无变化。当肾小球滤过率降至 50% 以下，血清尿素氮才开始增高。因此，血清尿素氮不能作为早期肾功能指标。

②肾前性少尿。心力衰竭、脱水、肝肾综合征、肾病综合征等所致的有效血容量下降，使肾血流量减少等导致的少尿，此时血清尿素氮升高，但肌酐升高不明显。经扩容尿量多能增加，血清尿素氮可自行下降。

③蛋白质分解或摄入过多。急性传染病、高热、上消化道大出血、

大面积烧伤、严重创伤、大手术后和甲状腺功能亢进、高蛋白饮食等，血清尿素氮升高，但血肌酐一般不升高。以上情况矫正后，血尿素氮可以下降。

④血清尿素氮作为肾衰竭透析充分性指标。多以 KT/V 表示，K＝透析器尿素氮清除率（L/min），T＝透析时间（分钟），V＝尿素氮分布容积（L）。KT/V>1.0 表示透析充分。

（3）血清胱抑素 C 测定。参考值：成人血清 0.6～2.5mg/L。血清胱抑素 C 的临床意义同血肌酐及尿素氮，但血清胱抑素 C 在判断肾功能早期损伤方面更为灵敏。

对类风湿关节炎患者来说，肾功能检查的作用主要包括以下两个方面：①用于判断类风湿关节炎是否累及肾脏，如在治疗前发现患者的肾功能损伤，多提示类风湿关节炎已经累及肾脏。②用于判断某些治疗类风湿关节炎的药物是否引起了肾功能损伤。如果患者发现自己的肾功能检查报告里有上述种种异常，一定要及时把报告拿给自己的专科医生看，以便医生及时采取对应的措施。

160. 如何解读受累关节的 X 片检测结果？

类风湿关节炎最常累及的部位是双腕关节、双手近端指间关节及双手掌指关节，所以类风湿关节炎患者最常拍的 X 片是双手正位片。在类风湿关节炎的早期，X 片上可以发现的病变包括骨量减少、小囊样变及骨质疏松等。在晚期关节已经破坏的时候，X 片可以发现受累关节的关节间隙狭窄甚至消失，详见图 8-3。如果患者在拿到手里的 X 片报告单上看到以上结果描述，则提示可能是类风湿关节炎的诊断。如果报告里有类似病变较前加重或进展的描述，则提示类风湿关节炎的病情又有了进一步的加重或发展，提示可能需要进一步加强治疗。

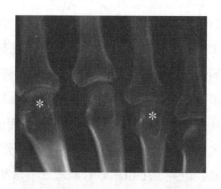

* 图像显示第二和第四掌指关节间隙变窄

图 8-3　长期类风湿关节炎的放大图像 X 片

161. 如何解读受累关节的磁共振检测结果？

磁共振检查对类风湿关节炎的意义是可以做到比普通 X 片能更早发现类风湿关节炎引起的病变，即可以做到早期诊断。研究表明，磁共振检查可以发现早期类风湿关节炎患者手部的骨侵蚀、骨髓水肿、滑膜炎和腱鞘炎病变，有助于类风湿关节炎的早期诊断，但应注意和其他炎性关节病变相鉴别。如果患者在拿到手里的磁共振检查报告单上看到有骨侵蚀、骨髓水肿、滑膜炎和腱鞘炎等病变结果的描述，则提示可能是类风湿关节炎的诊断。如果病变报告里有类似病变较前加重或进展的描述，则提示类风湿关节炎的病情又有了进一步的加重或发展，提示可能需要进一步加强治疗。

162. 如何解读骨密度的检测结果？

目前国内临床上判断骨密度的方法有双能 X 线吸收法和超声骨密度法。目前，双能 X 射线吸收法进行骨密度测量是世界卫生组织（WHO）推荐的诊断骨质疏松症的金标准。在双能 X 射线吸收法测量骨密度的报告中，您只要看懂一个数值就可以判断是否患有骨质疏松。骨密度仪会根据测出的患者的骨密度数据，自动算出 T 值和 Z 值数据。

那么什么是 T 值和 Z 值呢？其实 T 值与 Z 值都是相对的数值，T 值是将检查所得到骨密度数据与同性别、健康的年轻人的骨峰值数据做比较，得出高出或低于年轻人的骨峰值数据的标准差数，T 值是诊断骨质疏松症最有意义的指标。Z 值是将检查的骨密度数据与同性别、同龄人群的骨密度数据库做比较得出的值。Z 值主要被应用于对儿童的骨质疏松症诊断。世界卫生组织对骨质疏松的诊断标准，是根据 T 值进行诊断。当 T 值大于 –1 为正常，当 T 值在 –1 至 –2.5 之间为骨量减少，当 T 值小于 –2.5 即为骨质疏松，T 值在 –2.5 以下，并有脆性骨折（即从站立高度跌倒的骨折，非外力撞击造成的骨折）为严重骨质疏松。在解读骨密度报告单时，只要看到测量部位中，即第 1~4 腰椎，股骨颈、大粗隆，全髋，以上四个部位中有一个部位的骨密度 T 值小于 –2.5，即可诊断为骨质疏松症。

为什么 T 值是 –2.5 就可以诊断为骨质疏松呢？世界卫生组织曾做了大量脆性骨折患者的骨密度，发现有 65% 以上的患者的骨密度 T 值均低于 –2.5，所以当 T 值小于 –2.5 时，可诊断骨质疏松，即可以预测骨折的风险，这就是我们诊断骨质疏松的最终目的。

另外，不同制造厂商所生产的骨密度仪所测得的骨密度值是不可直接进行比较的。初诊在哪台仪器做骨密度测量，复诊时还要在那台仪器上做骨密度检查。也就是说，第一次在哪家医院做的骨密度检查，第二次随访也应该在同一家医院做骨密度检查，这样数据比较才能是有比较意义的。

在进行骨密度检查时，还有以下几点需要注意：

①妊娠、哺乳期的妇女禁止做双能 X 射线吸收法骨密度检查；

②做了造影检查、核医学检查的患者，至少三天后再做骨密度检查；

③了解患者体内腰椎和髋部有无人工假体，如一侧髋部有假体就做健康一侧的髋部骨密度检查。

关于骨密度测量的随访时间，理想状况下，治疗后的前两年，每年追踪一次。稳定之后可以延长间隔，每两年一次。但在骨快速丢失状况下，如糖皮质激素治疗时，可缩短随访间隔，治疗后每 6 个月追踪一次。

163. 如何解读类风湿关节炎患者的肺部 CT 的检测报告？

除了关节症状外，大约 50% 的类风湿关节炎患者还会出现关节外症状，肺部受累是类风湿关节炎最常出现的关节外病变之一。有研究者对中国的类风湿关节炎患者相关间质性肺炎的临床特点和危险因素进行了一项回顾性研究。这项研究选择了 550 名诊断明确的类风湿关节炎患者，这些患者都曾进行肺部 CT 检查，其中有 237 例（43.1%）发现有间质性改变，合并间质性肺炎患者平均发病年龄更大，病程更短，吸烟率更高，女性患者比例更高，这些差异都具有统计学意义。研究还发现，类风湿关节炎合并间质性肺炎患者的关节肿胀数目比不合并间质性肺炎的患者要多，差异具有统计学意义，而关节疼痛程度和关节畸形数目则没有差异。

总的来说，对类风湿关节炎患者来说，胸部 CT 检查可以进一步提示肺部病变的原因，尤其高分辨 CT 对发现肺间质病变更为敏感。所以，如果类风湿关节炎患者出现咳嗽、咳痰、咯血及活动后明显气促等提示肺部病变的表现，一定记得要及时到风湿免疫专科就诊。在拿到肺部 CT 报告时，要注意看清楚检查结果里有没有提示肺部感染或肺间质病变的描述。如果 CT 报告里有上述描述，应及时报告给自己的专科医生。

164. 如何解读类风湿关节炎患者肺功能的检测结果？

肺功能检查是呼吸系统疾病的必要检查之一，对于早期检出肺、气道病变，评估疾病的病情严重程度及预后，评定药物或其他治疗方法的疗效，鉴别呼吸困难的原因及诊断病变部位，对手术的耐受力或劳动强度耐受力评估等方面均有重要的指导意义。

对类风湿关节炎患者来说，肺功能检查主要在 CT 检查发现肺间质病变后进行，主要通过气体弥散功能的变化来判断肺间质病变的轻重。所以，如果类风湿关节炎患者在拿到肺功能检查报告时，要注意看清楚报告中是否有气体弥散功能障碍的描述。如果报告里有上述描述，则往往提示有肺间质病变，患者这时一定要及时把报告拿给自己的专科医生看。

（李博，罗新乐）

第九章　类风湿关节炎中医治疗的特色与优势

165.中医学对类风湿关节炎有何认识？

类风湿关节炎的症状在夏商时期就有被提及，但是中医学并无"类风湿关节炎"这个病名，现代中医学把它作为痹病的一个类型，类似于痹病中的"尪痹""顽痹""历节病""白虎病"。对于本病，后世医家逐渐完善其理法方药，如宋代《太平圣惠方》《圣济总录》记载大量治疗本病的方药。明·李梴《医学入门》说："顽痹，风寒湿三邪交侵……初入皮肤血脉，邪轻易治；留连筋骨，久而不痛不仁者难治，久久不愈。"强调本病的顽固性。万全《保命歌括》言"须制对症药，日夜饮之，虽留连不愈，能守病禁"，是说本病只要坚持对症用药，即使不能治愈，也能控制病情进展，强调本病治疗的长期性。

中医学认为：先天禀赋不足，也就是身体的"底子"比较薄弱，正气亏虚，是易患该病的根本原因；当感受风、寒、湿、热这些外来因素时便会发病，在发病过程中会产生中医所说的"痰""瘀"，本病主要侵犯筋、骨、关节，也可伤及内脏。病理性质为本虚标实，虚实夹杂，本虚也就是正气虚（包括肝脾肾气血亏虚），标实是感受风、寒、湿、热，产生痰浊瘀血。类风湿关节炎早期、急性发作期以外邪为主；慢性期迁延不愈，多为正虚为主，呈现不同程度的气血亏虚的证候。病久不愈，必有痰瘀。

近年来，随着中医、中西医结合研究的不断深入，本病无论在基础理论研究，还是临床经验的积累方面，均取得了可喜的成果。中医药治疗本病具有自身优势和特点。

166. 中医学认为类风湿关节炎是如何发病的？

一般将类风湿关节炎的病因病机概括归纳为正气亏虚、邪气侵袭、痰浊瘀血三个方面，简称为"虚、邪、瘀"。

（1）正气虚弱。即人体精气血津液等物质不足及脏腑经络组织功能失调。正气亏虚，外邪易侵。《内经》特意强调了"邪之所凑，其气必虚"，在《素问·评热病论》中曰："风雨寒热，不得虚，不能独伤人。"故正气不足，诸虚内存，是本病发生的重要内部原因。

（2）邪气侵袭。指六淫之邪侵袭人体。《内经》中多次强调了外邪的致病作用，《素问·痹论》曰"所谓痹者，各以其时重感于风寒湿之气"。《素问·评热病论》则有"不与风寒湿气合，故不为痹"。概括说明风、寒、湿、热邪是痹病发生发展的外部条件。邪气侵袭主要与以下因素有关：①季节气候异常；②居处环境欠佳；③起居调摄不慎。

（3）痰瘀气滞。瘀血痰浊气滞是痹病的一个重要病理变化，故《素问·痹论》说"痹在于脉则血凝而不流"，《素问·调经论》则说"血气不和，百病乃变化而生"。清·董西园提出的"痹非三气，患在痰瘀"是对此病因的最佳概括。痰瘀气滞主要与以下因素有关：①七情郁滞；②跌仆外伤；③饮食所伤。

前面已经说了，类风湿关节炎是由于身体"底子"薄，受到风、寒、湿、热等因素侵犯后会出现发病。一般情况下，这些体质虚弱的人，如果住处潮湿，经常出汗后入水中浴，经历忽冷忽热、气候剧变等因素，就容易使"风""寒""湿"邪气乘虚侵袭人体，到达人体的经络，进一步停留在关节，使气血阻滞而发病。当感受风邪时就会出现周身疼痛游走不定，感觉一会儿在手上，一会儿在腿上，即所谓"行痹"。当感受湿邪时会出现肢体重着麻木、痛处比较固定，此为"着痹"。当感受寒邪时可以导致气血凝滞不通，而出现疼痛较为剧烈，这是"痛痹"。如果是一个一直偏阳盛的人，或感受风寒湿迁延不愈的患者，病久化热，或者直接感受风湿热邪，侵犯肌肤、经络出现肌肉关节的红、肿、热、痛而形成"热痹"。所以，针对上述情况，要想减少发病，体质先天虚弱的人，要注意后天的补养，加强营养，坚持锻炼，积极增强体质；避免外来因素的侵袭，保持居住环境的干燥、通风、向阳；一旦生病时要积极治疗，不可拖延，以免加重病情。

167. 中医学认为类风湿关节炎的发病机理是什么？

RA 的病因是正气亏虚、邪气侵袭、痰瘀气滞，这三者关系密切。正虚是 RA 发病的内在因素，起决定性作用；邪侵是发病的重要条件，在强调正虚的同时，也不能否认在一定条件下，邪气致病的重要性，有时邪气甚至起主导作用；不通（痰瘀）是发病的病理关键。在本病发展变化过程中，病理机制甚为复杂。一般可以出现以下四种情况：①邪随虚转，证分寒热；②邪瘀搏击，相互为患，"不通"尤甚；③邪正交争，虚因邪生，"不通""不荣"并见；④正虚痰瘀，相互为患，交结难解。痹必有虚、痹必有邪、痹必有瘀，凡 RA 患者体内虚邪瘀三者共存，缺一不可。但不同的患者，虚、邪、瘀三者的具体表现不同、程度不同。虚、邪、瘀三者紧密联系、相互影响、相互为患、互为因果，形成双向恶性循环，即正虚易感邪，邪不祛则正不安；正虚则鼓动气血无力易致瘀，瘀血不祛新血不生则虚更甚；瘀血阻滞则易留邪，邪滞经脉则瘀血难祛。使 RA 的临床表现错综复杂，变证丛生。

本病的病性是本虚标实，正虚（肝肾脾虚）为本，邪实、痰瘀为标。基本病机是素体本虚，气血不足，肝肾亏损，风寒湿邪痹阻脉络，流注关节，痰瘀痹阻。本病初起，外邪侵袭，多以邪实为主。病久邪留伤正，可出现气血不足、肝肾亏虚之候，并可因之造成气血津液运行无力，而风、寒、湿等邪气侵袭，又可直接影响气血津液运行，如此恶性循环，导致痰瘀形成。痰瘀互结终使关节肿大、强直、畸形而致残，不通不荣并现。病位在肢体、关节、筋骨、脉、肌肉，与肝、脾（胃）、肾等脏腑关系密切。病变后期多累及脏腑，可发展成脏腑痹。

168. 中医学治疗类风湿关节炎思路是怎样的呢？

类风湿关节炎属于中医"痹病"范畴，多由于人体正气不足，气血不盛，腠理疏松，感受风寒湿热之邪，痹阻于肌肉、骨节、经络之间，使气血运行不畅，痹久累及肝肾，伤及筋骨而发本病。中医治疗以辨证论治为主，根据本病本虚标实、虚实夹杂的病机特点，标本兼顾，扶正祛邪。

现代中医大多是融古贯今的"中西汇通"派，他们在接诊患者时往往有着鲜明的时代特色，一般是分三步走。

第一步是根据患者病痛的叙述，综合运用中西医两套诊病方法，初步判断出可能是哪种关节炎，辅以必要的化验和检查，得出一个尽可能的明确诊断，给患者一个明确的"说法"。

第二步是根据疾病的种类，病情的阶段，是早期、急性期或慢性期急性发作，或是晚期、缓解期等不同阶段而制定一个合理的治疗方案。如在类风湿关节炎急性期时，根据中医"急则治其标"及"截断扭转"理论，不排斥运用西医学的方法，如疼痛剧烈难忍时，可先予非甾体抗炎止痛药和／或小剂量激素，或甲氨蝶呤片等慢作用药物，甚至也会使用生物制剂等，目的是尽快控制病情，扭转局势，减少损害，缩短病程，使病情向好的方向转化。同时，根据患者病情的寒热虚实，湿热轻重，气血盛衰，结合患者的男女老幼，高矮肥瘦，居住环境及四时气候的情况，即中医的"天人相应"观，因人、因时、因地制宜的辨证论治思想，尽可能准确地判断出目前的"证"型，制定出具体治疗方法，开出具体方药。

第三步是在内服药物或静脉注射中药针剂基础上，再酌情选用外敷、针灸、理疗、熏蒸、药浴等。还要告诉患者关注气候变化，保暖防潮，注意饮食，调节情志，劳逸适度等。

这样中医与西医相结合，辨病与辨证相结合，局部与整体相结合，微观与宏观相结合，扶正与祛邪相结合，医生与患者相结合，形成新的疾病观与治疗思想，最大限度地发挥医生的潜能，运用综合优势，为患者解除病痛。

整体观念，是中医疗法与西医疗法的最大区别，"减毒增效"是中西医结合治疗类风湿关节炎的切入点，活动期西医的金字塔治疗方案可能会短期控制住类风湿关节炎的病情发展，同时也减弱了机体的免疫力，容易感染，也容易复发，如果以中医的扶正祛邪方法调节免疫功能，可以标本兼治，发挥中医西医各自的优势，给患者带来完美的治疗方案，将药效发挥到最大，并将副作用降至最小。

但是，目前人们存在一个误区，认为到中医院看病就是望、闻、问、切，服中药（汤药），拒服一切西药。这样就有可能使处于急性活动期的较重的类风湿关节炎患者因惧怕西药的"毒副作用"而贻误最好的治疗时机。而社会上一些江湖游医，利欲熏心，凭所谓"祖传秘方"可包治类风湿关节炎，不知多少患者盲目轻信，而使病情恶化，最终人财两空。所以，类风湿关节炎知识的科普教育工作仍任重道远。

169. 类风湿关节炎可以用中西医结合方法治疗吗？

中西医结合治疗疾病在日常生活中已较为普遍。对于类风湿关节炎这类慢性病，西医的治疗方法也不能根治，再加上中西医药物各自作用的局限性，中西医结合或综合治疗类风湿关节炎的方法被广泛认同。在临床实践中，辨病与辨证相结合、宏观与微观相结合，在本病治疗中尤为重要。目前，风湿病学界对类风湿关节炎的治疗比较统一的认识是：早期发现、要早期诊断、尽早联合用药、注意新药物的应用，并加强中西医结合。中西医结合，而扬长避短。对于肿痛症状明显者可选西药以阻止病情发展。早期类风湿关节炎一经确诊，就应制定出严密的治疗计划，还应辨别是良性还是进展型类风湿关节炎，这对控制病情极为重要。如果治疗不当，很快会发生骨关节侵蚀，关节功能受到明显影响。因此普遍主张早期积极治疗以控制病情发展，在患者能耐受的情况下，尽可能快地联合用药。中西医结合疗法能有效地调节机体免疫功能，减轻肝肾损伤，提高疗效，明显减少单纯西药治疗时免疫抑制剂、非甾体抗炎药及激素用量，例如昆仙胶囊与甲氨蝶呤等联合使用，可减少药物剂量，从而降低了药物不良反应。白芍是常用的传统中药，有养血柔肝、缓解止痛等作用，从中提取的白芍总苷安全性高、起效较慢，属于慢作用抗风湿药物。中药的联用，有助于类风湿关节炎患者功能改善，有助于激素的减撤，防止反跳现象的发生，有利于稳定病情，减少治疗过程中消化道溃疡、股骨头坏死等并发症的发生。

在与传统中医药结合领域中：结合中药（如制马钱子、川乌、透骨草、白芥子、雷公藤、伸筋草、蜈蚣、全虫等）配伍组方内服外敷以治其标，即所谓"急则治其标"，同时根据病邪偏重配伍清热、利湿、温经散寒、解表祛邪、逐瘀化痰等药。对于急进型类风湿关节炎患者及时应用肾上腺皮质激素以图迅速控制病情，减轻痛苦，同时选用补肾滋阴药物（如生地黄、龟甲、鳖甲、枸杞子、女贞子、桑寄生等）配伍组方以减轻激素不良反应，改善体质，调节机体免疫机制。根据标本同治原则，"缓则治其本"，拟补肝肾、强筋骨、益气血、通经脉方药（如狗脊、冬虫夏草、黄芪、当归、山茱萸、何首乌等配伍组方）。每方均可适当配伍健脾和胃之剂以促进药物吸收，培补后天之源。中西医结合治疗类风湿关节炎，主要是辨病与辨证相结合，现代和传统相结合，改善体质，调节机体免疫功能，提高疗效，二者结合，扬长避短，发挥各自的特长，产生协同优势。

总之，类风湿关节炎目前仍是威胁人类身体健康的一种疑难病症，单独依靠任何一种药物尚不能达到理想的治疗效果。应发挥传统医学优势，将中医学与西医学有机地结合起来，找到一个在临床上行之有效的方法，以减少患者痛苦，提高患者生存质量。

170. 中药治疗类风湿关节炎有副作用吗?

事物总是具有两面性，中药也不例外，既有促进健康的正面效应——疗效，也有妨害健康的负面效应——不良反应。以前我们看过好多大肆宣扬的"中药没有不良反应""纯天然药物没有副作用"的炒作是出于商业目的，误导广大患者。中药的不良反应比西药的不良反应少而且也比较轻，这是不用争辩的事实。

其实早在我国的古代本草专著中，就记述了关于中药的"毒性"，它泛指"药物的偏性"，故有"是药三分毒"之说。毒有狭义与广义之说。若单从"毒即指药物对人体伤害"的狭义角度看，中药中所谓有毒和无毒，是指药物对人体是否造成伤害；一般来说，凡指明有毒者，均表明药会对人体有明显的伤害，对人体有毒害作用，特别是在不合理应用情况下更是如此；而未标有毒者，则说明该药对人体伤害较小或根本不会伤害人体。广义角度讲，药物的有毒与无毒除表示对人体造成伤害外，还表示对人体治疗作用的强弱，一般说有毒者力强，无毒者力弱。我们现在所说的毒药是指具有一定毒害性，安全度小，对人体容易引起中毒反应的药物。众所周知，中药中有"十八反""十九畏"之说，即指中药之间的配伍禁忌。实际上有毒无毒只是个相对概念，只要用药合理，注意对引起不良反应的各个环节加以控制，是可以减少中毒反应发生的。

　　由于类风湿关节炎是一种慢性病，往往需要长时间服用药物。有些患者病急乱投医，或是自己听说这个药治疗类风湿关节炎效果好就买来吃，认为使用中成药不用辨证，也不需要辨证，疗效不好或无效，甚至出现不良反应。患者长期使用某单味中药、复方或中成药，尤其是对一些不明成分的药物可能会出现一些不良反应，也就是副作用。长期服用药物的患者，更要注重用药的规范性，一定要在医生的指导下用药，而且要定期做血常规、肝功能、肾功能等检查。

171. 类风湿关节炎中医有权威的诊疗指南吗?

　　类风湿关节炎（Rheumatoid arthritis, RA）是一种以对称性多关节炎为主要临床表现的自身免疫性疾病，以关节滑膜慢性炎症、关节的进行性破坏为特征。目前发病原因不明，可能与遗传、免疫、感染、环境等因素有关，该病属于中医风湿病（痹证、痹病）范畴，中医诊断为"尪痹"。

　　风湿病的西医指南，在国外主要是由 ACR、EULAR 为主导，为全世界风湿病的规范化诊疗做出了巨大贡献。在国内由中华医药学会风湿病分会为主导，主要针对 ACR 和 EULAR 发布的风湿病指南，结合中国病患特点做出修订。鉴于风湿病中医药循证临床实践指南的应用性质量较低的情况，《类风湿关节炎病证结合诊疗指南》2016 年 1 月正式立项，由中华中医药学会风湿病分会为主导，汇聚 26 家单位集体智慧，近 60 名国内一流专家倾情参与[1]，通过四次工作会议，历时一年半，制定了类风湿关节炎病证结合诊疗指南（草案）。中华中医药学会组织中医、西医专家，针对《类风湿关节炎病证结合诊疗指南（草

1　注：深圳市中医院是核心单位之一，笔者有幸作为主要起草人全程参与了此项工作。

案）》进行了论证考核，指南获得了评审专家的全票通过。之后，中医风湿病分会又根据评审专家意见，对指南进行了进一步修订、完善，上报中华中医药学会批准，已于2017年7月12日发布。

《类风湿关节炎病证结合诊疗指南》编写是在基于符合中医药理论、辨证论治原则基础上，通过30年中医治疗类风湿关节炎文献的检索、梳理，结合现代研究成果，并经过中华中医药学会风湿病分会专家的广泛论证而形成。本指南在于规范类风湿关节炎的中医临床诊断、治疗，为临床医师提供中医标准化处理策略与方法，全面提高中医风湿病临床疗效和科研水平，促进与国际学术发展接轨。这是目前国内类风湿关节炎最权威的中医病证结合诊疗指南。

在中华中医药学会领导下，由中华中医药学会风湿病分会统一部署，依托各省市中医药学会风湿病专业委员会开展《类风湿关节炎病证结合诊疗指南》的推广工作；成立《类风湿关节炎病证结合诊疗指南》专家宣讲团，并对参与宣讲的专家进行统一培训，确保宣讲专家深入理解指南内容，并能结合临床诊疗实际，正确解读指南；由风湿病分会组织专家，针对类风湿关节炎的辨证诊疗难点、治疗方案、中成药使用、治疗策略等，统一制作指南宣讲的幻灯片；借助全国及各省市中医药学会组织的学术年会、研讨会、培训班，并充分利用社会力量，进行指南的推广工作。广泛普及、受众数以万计，收到很好的社会效果。

（张剑勇，贾二涛）

附：《类风湿关节炎病证结合诊疗指南》全文，见附录。

第十章　类风湿关节炎中医特色饮食疗法

172. 为什么要对类风湿关节炎患者饮食调护？

中医说"药食同源"，适当合理的饮食对人们的生活非常重要，不仅可以强身增寿，还可以作为辅助治疗的一种手段，帮助患者更好更快地治愈疾病。类风湿关节炎是一种慢性疾病，患者常因关节疼痛、活动减少、常年服药等因素影响食欲与消化功能。而食物又是日常生活所需营养及能量的主要来源。如果患者饮食的营养及能量不能满足机体的需要，不仅所服药物起不到治疗作用，而且病情还会进一步恶化。现代医学认为，食疗确有补充人体营养物质，改善患者体质，提高患者抗病能力和防病治病的作用。因此，建议类风湿关节炎患者不妨在饮食上多下些功夫，在正规治疗的同时进行食疗，可能会使疾病的治疗达到事半功倍的效果。

另外，中医讲究辨证饮食，在选择食疗食品时一定要对症，不加选择地滥补不仅起不到促进疾病康复的作用，反而会加重病情。鱼油、夜樱草油等以及某些微量元素（如硒）可使类风湿关节炎患者的症状缓解，可减少疼痛和肿胀的关节数目，减少晨僵的时间、增加握力，缓解疲劳等。但有些食物，如谷类（谷物、小麦、燕麦、黑麦）、牛奶、奶制品、茶、咖啡、红色肉类、柑橘属的水果等，患者食用后可能会产生不良的反应，使类风湿关节炎的症状加重。此外，虾、蟹等海产品属于"发物"，类风湿关节炎患者也不宜食用，易引起疾病的加重与复发。同样，应当避免进食过酸、过咸的食物。动手制作药膳时，患者可根据各自的病情、家庭经济情况、当地资源条件酌情选用食材。

173. 类风湿关节炎患者应如何顾护脾胃功能？

脾胃是维持人体功能活动十分重要的脏腑，二者同居中焦，主管着人体饮食物的消化和吸收。人在出生以后，生命活动的持续和气血津液的生化，都有赖于对水谷之运化和精微物质的吸收、输布。因此中医学把脾胃称为"后天之本""气血生化之源"。故在日常生活中一定要重视顾护脾胃。

为什么类风湿关节炎要特别重视在饮食中加强对脾胃的顾护呢？这是由于该病患者需长期服药，而且治疗该病的常见药物，无论是中药还是西药都对脾胃有一定不良影响，例如，西药中对症治疗的吲哚美辛、阿司匹林、双氯芬酸、尼美舒利、泼尼松等一线药及改变病程的柳氮磺胺吡啶、甲氨蝶呤、环磷酰胺、羟氯喹等二线药，中药中的部分祛风除湿药、活血化瘀药、化痰除湿药等，或多或少都会对患者的脾胃造成不良的影响。临床很多患者晚期往往是由于脾胃受损，无法用药而使病情加剧，并产生诸多并发症。

因此，类风湿关节炎患者，除了饭后服药及选择副作用小的药物外，在日常饮食中应采取一些措施来加强对脾胃的保护。饮食宜适量，提倡少吃多餐，反对暴饮暴食；饮食要有节，饮食有节是指饮食要注意节律性，一日三餐，吃饭的时间要有规律；饮食要卫生，如果饮食不洁，餐具和手不干净，误食变质食物，均可损伤脾胃而发生胃肠疾病；食物温度要适宜，进食过冷之物，可遏伤脾阳而发生腹痛腹泻诸疾，进食过热之物，可使肠胃积热；刺激性强的食品，辛辣醇酒之味均对脾胃有较强的刺激性，宜少食；饮食要细嚼慢咽，细嚼慢咽能促进消化液的分泌，有利于食物的消化和吸收；进餐忌郁怒，进餐时心情的好坏，不仅影响食欲，还会影响脾胃的运化功能；注意饮食习惯，古人所谓的"食不语，寝不食"，是有一定道理的；饭后宜轻微活动，俗话云"饭后百步走，活到九十九"，即为此意；适当进食大枣、山药、扁豆、莲子、芡实等健脾胃食品；宜进食容易消化且富有营养的食物，等等。

174. 类风湿关节炎患者如何使用药膳?

中医认为，药食同源，饮食得当会对疾病的恢复起很大作用。用药膳来辅助治疗类风湿关节炎确实能够收到意想不到的效果。中医以辨证论治为原则，因此在选择食疗食品时一定要对证，不加选择地滥补不仅起不到促进疾病康复的作用，反而会加重病情。一般而言，关节有红肿热痛时，宜选用茯苓、薏苡仁、黄豆芽、绿豆芽、丝瓜、冬瓜等；无明显红肿而只有疼痛者宜选用葱、胡椒、干姜等。另外药膳一般不应采取炸、烤、熬、爆等烹调方法，以免其有效成分遭到破坏，或者使其性质发生改变而失去治疗作用。应该采取蒸、炖、煮或煲等烹调方法，以保持食物的食性不变。另外，一次烹制也不要太多，以免一次吃不完而造成食物变质，使作用降低，甚至会引起食物中毒。

（1）对于关节疼痛酸胀，屈伸不利，遇风寒则加重，局部皮色不红，触之不热者，可选用：①辣椒、生姜、大葱各 9 克，同面条煮食，趁热吃下，以微微出汗为度，每日 2 次，连服 10 日；②薏苡仁 50 克，糖 50 克，干姜 9 克。先将薏苡仁、干姜加水适量煮烂成粥，再调白糖服食，每天 1 次，连服 1 个月；③蛇肉 250 克，胡椒根或胡椒40 ~ 60 克，放砂锅内加适量水，炖汤调味服食，每日 1 次，连服数天。

（2）对于有明显关节疼痛，屈伸不利，局部红肿，触之发热者，可选用：①黄花菜根 50 克，将黄花菜根水煎去渣，冲黄酒内服，每天 2 次，连服数天；②茄子根 15 克，水煎服，每天 1 次，连服数天；也可用茄子根（或白茄根）90 克，浸入 500 毫升白酒中，3 天后服用，每次饮 15 毫升，每日 2 次，连服 7 ~ 8 天。

（3）对于日久不愈、病情顽固者，可用薏苡仁、木瓜、伸筋草、千年健各 60 克，用纱布包好，与猪脚 1 ~ 2 只，放入砂锅中，再放入适量水，小火煨烂，去渣，不放盐，吃肉喝汤，分两次食用。

（4）湿邪偏盛、关节肿胀、重着酸楚者，选用五加皮 50 ~ 100 克，糯米 500 ~ 1000 克。将五加皮洗净，加水适量，泡透煎煮，每 30 分钟取煎液 1 次，煎取 2 次。再将煎液与糯米同煮成糯米干饭，放冷后，加酒曲适量拌匀，发酵成为酒酿。每天适量佐餐食用。

175. 类风湿关节炎患者应如何使用药粥？

饮食疗法只是一种辅助性的治疗方式，单靠饮食疗法并不能治愈类风湿关节炎，类风湿关节炎的治疗一定要搭配药物疗法、运动疗法等方式，才能改善类风湿关节炎的症状；另外，因为每个人的全身营养状态及合并证皆有所不同，并不是相同的食谱对所有的人都是适合的，因此应当向医生咨询，通过营养师评估每个人的情况，设计个性化的饮食疗法内容才是最正确疗方式。

（1）薏苡仁防风桂枝粥：薏苡仁 30 克、防风 12 克、桂枝 10 克、生姜 10 克、大米 100 克。将防风、桂枝、生姜水煎，去渣取汁。另将薏苡仁、大米煮粥，粥将成时加入药汁，略煮即成。每日 1 剂，分 2 次服食。有利湿通络，祛风散寒之效。适用于肢体关节重着酸痛，尤以下肢为甚者。

（2）何首乌粥：何首乌 60 克、粳米 60 克、红枣 20 克、红糖适量。先将何首乌煎取浓汁，去渣，将粳米、大枣同入砂锅内煮粥，待将成时，放入红糖调味，再煮 1 ~ 2 分钟，即可食用。有补肝益肾，养血祛风之功。适用于肝肾不足之行痹。

（3）乌头粥：生川乌头末 5 克，白米半碗。上 2 味加水适量，慢火煮作稀粥，入生姜汁 1 匙，白蜜 3 匙搅匀。空腹温服。有祛风寒，止疼痛之效。适用于风寒痹痛，阴冷天加重者。

（4）桃仁粥：桃仁 15 克、粳米 160 克。先将桃仁捣烂如泥，加水研汁，去渣，用粳米煮为稀粥，即可食用。有活血化瘀，通络止痛之功。适用于血滞风痹，遍身疼痛者。

176. 类风湿关节炎患者如何使用药酒？

药酒，是在中医理论的指导下，选择合适的中草药和酒共同加工制成，经内服或外用而起到防病治病作用的一种制剂。李时珍曾对我国民间流传的药酒进行了总结，在其所著的《本草纲目》中专列有曲、酒、葡萄酒、烧酒、糟等五项，并详细论述了 100 多个酒方。酒既是饮料，又是药物，酒本身有温经散寒、通络活血等作用，故饮药酒更有利于宣散药力，通经行络，活血调营，上窜巅顶，外达皮腠，旁通四肢，对于缓解类风湿关节炎症状有一定的作用。中医讲求的是辨证论治！有是证则用是药，因此一定要在医生的指导下服用。切不可盲目的自服。若是热证或湿热明显再服药酒无疑是"火上浇油"。

177. 类风湿关节炎患者可以食用哪些蔬果？

类风湿关节炎患者可以适当多吃些新鲜蔬菜和水果，如胡萝卜、丝瓜、冬瓜、荸荠、山药、白菜、西红柿、西瓜、苹果等。因为这些蔬菜或水果不仅含有大量的维生素、微量元素，而且易消化吸收，适合患者食用。

（1）葡萄：味甘，性平，能益气补血，食之使人健壮，尤以葡萄干补力为甚，宜与桂圆肉同煎服。能益肝肾、强筋骨，用于气血两虚之心悸、失眠、神疲、盗汗等，还用于肝肾不足，腰膝酸软、无力。

（2）橄榄：取鲜橄榄根或皮40克～50克，洗净煎水内服，亦可食用橄榄果。治疗痹证，手足麻木等。

（3）新鲜桑葚：为平补肝肾之品。用鲜桑葚500克，鲜桑枝2厘米长段，浸酒密封30天，摇匀，每日饮20毫升～50毫升。有祛风湿、补肝肾、利血脉等作用。

（4）山楂树根（皮）：用山楂树根（或皮）40克～50克，煎汤服用，亦可食用山楂果。有舒筋活络的作用，治疗风湿痹证。

178. 饮食疗法能够代替药物治疗吗？

养生食疗是中医的精华之一，这个主要是指注意生活方式，注意饮食。但是食疗代替不了药物治疗，不可能代替药物治疗。不少人把它作用片面夸大化了。随着前几年张悟本等"神医"被曝光，说"吃几斤绿豆把吃出来的病给吃回去"，民众对这些被媒体推上神坛的"大家"们开始产生了质疑。实际上类风湿关节炎一旦确诊，就要尽早进行药物治疗，延治、误治均会带来不可逆转的后果，这是全世界医学界的共识。当然，仅强调药物治疗，却忽视日常合理作息，饮食结构不合理，同样影响疗效。所以，在对待类风湿关节炎的治疗上，我们必须强调：药物治疗是主要手段，在药物治疗控制病情的基础上积极配合食疗，这才是正确的治疗途径。

179. 饮食疗法为什么会失败？

目前，类风湿关节炎还不能被根治，一旦发病就要长期治疗，饮食疗法在整个病程中占了很重要的地位。但是，有些患者效果并不理想，其原因可能是：①不少的类风湿关节炎患者没有正确认识类风湿关节炎，或者不了解饮食疗法的意义，或缺乏战胜疾病的信心、决心和毅力，而使饮食疗法不能长期坚持；②有些患者饮食不规律，每餐食量相差很大，只知严格控制饮食的种类而不注意营养的平衡；③有些患者担心控制饮食会影响健康，不听医生的劝告，结果饮食疗法失败。④许多患者因好食零食，如冰淇淋、巧克力等，容易不知不觉摄入过量而致饮食疗法失败。

（张剑勇，谢静静）

第十一章　类风湿关节炎的预后与康复

180. 类风湿关节炎能治愈吗？

类风湿关节炎是一种自身免疫性疾病，病因迄今尚无定论，发病机制仍不清楚。目前认为，免疫紊乱是类风湿关节炎的主要发病机制，自身免疫细胞丧失了对自身组织的耐受性，对自身组织出现免疫反应并导致组织损伤；并在环境因素、遗传因素的共同作用下，导致疾病发生。因此，就目前的医疗技术水平来说，类风湿关节炎和高血压、糖尿病一样，还尚无治愈之法，唯有长期用药控制病情。

但是，大家也不必为之色变，失去治疗的信心，早发现，早诊断，早治疗，医患积极配合，相互信任，坚持用药，定期随诊，一般都能控制病情进展，可以做到和正常人一样工作、生活。切勿被病魔吓倒，盲目听信虚假医药广告、江湖郎中和所谓的偏方，停用控制风湿病情药物，延误病情，丧失治疗时机，最终导致关节破坏、畸形，内脏损害。

181. 类风湿关节炎会传染吗？

传染性疾病是由各种病原体（病毒、细菌、真菌或寄生虫等）引起的能在人与人、动物与动物或人与动物之间相互传播的一类疾病。传染病必须具备三要素，传染源、传播途径和易感人群。患传染病或携带病原体的人和动物为传染源，通过空气、飞沫、粪口等途径传染易感人群。虽然目前研究发现，许多病原体包括病毒、细菌和支原体等，与类风湿关节炎的发病相关，但确切的病原学联系尚未确定，尚无数据表明存在某种特定的导致类风湿关节炎发病的病原体。类风湿关节炎发病的首要因素并非病原体感染，而是自身免疫系统紊乱，免疫细胞对自身组织发生免疫反应引起组织损伤。类风湿关节炎的发病不具备传染病的三要素，因此，类风湿关节炎不会传染。

182. 类风湿关节炎患者可以怀孕吗？

大多数女性类风湿关节炎患者都能健康、安全地怀孕、分娩。目前研究表明，类风湿关节炎的病情在患者妊娠期间似乎有所改善，疾病活动度降低。但是，这不代表为了改善病情就可以在病情尚未控制的情况下怀孕。每个患者在计划怀孕时，都必须考虑到类风湿关节炎对怀孕的影响，妊娠期间的生理变化对类风湿关节炎的影响，以及妊娠期间如何有效控制类风湿关节炎而又能避免药物对胎儿的不良影响。

妊娠期间女性的特殊生理变化可以引起类风湿关节炎病情活动，同时，怀孕期患者常常出现疲劳、肢体肿胀，并且患者体重上升，也会加重关节的负荷。可以确定的是，妊娠期类风湿关节炎病情活动可以增加胎儿异常风险。

患者在计划怀孕前，应将病情控制至静止期，并在专科医生的指导下，停用可能引起胎儿畸形的药物，若不能停药，则更换对胎儿发育影响小的药物，在得到专科医生允许的情况下，开始备孕。妊娠期间，在风湿免疫科和妇产科医生的共同协助下，积极控制病情，定期产检，密切随诊，尽最大可能减少类风湿关节炎及激素、免疫抑制剂等对孕妇和胎儿的不良影响。

183. 类风湿关节炎会遗传吗?

对类风湿关节炎患者的家系调查显示,类风湿关节炎具有遗传易感性。类风湿关节炎患者的一级亲属发生类风湿关节炎的可能性为10%。对双胞胎的研究表明,同卵双胞胎同时患类风湿关节炎的可能性是12% ~ 30%,而异卵双胞胎同时患病的可能性有4%。非孪生兄弟姐妹患类风湿关节炎的可能性与异卵双胞胎相近。目前认为,HLA-DR4 基因是类风湿关节炎的主要遗传危险因素,约 70% 已确诊的类风湿关节炎患者体内有 HLA-DR4 基因表达,比对照人群高出 2.5 倍;但是,也有部分类风湿关节炎患者的发病与 HLA-DR4 基因无关。遗传危险因素不能完全解释类风湿关节炎的发病,除遗传外的其他因素对类风湿关节炎的发病也起着重要作用。对于遗传背景相似的人群,环境因素如地理气候、居住地城市化程度等等,对类风湿关节炎的发病和疾病严重程度也有很大影响。

举个例子,如果一名青年女性患有类风湿关节炎,那么她的子女患类风湿关节炎的可能性约为 10%,她同卵双胞胎姐妹患病的可能性约为 12% ~ 30%,异卵双胞胎和非孪生兄弟姐妹患病的可能性约为4%。假设这名青年女性的兄弟姐妹、子女分别居住在不同城市,那么他们患类风湿关节炎的可能性又会受到当地气候环境、城市化程度等其他因素的影响。

184. 影响类风湿关节炎预后的因素有哪些?

类风湿关节炎病程迁延,复杂多变,目前尚无准确判断预后的指标。

除了治疗的时间早晚和治疗的方案是否合理对疾病的预后有重要影响外,可能提示预后不良的因素还包括:女性;发病年龄早;起病时肿胀、疼痛、活动受限、畸形的关节数多，或有跖趾关节受累，或病程中 20 个以上关节受累；类风湿因子持续高滴度阳性，血沉持续增快，C 反应蛋白持续升高，嗜酸性粒细胞持续增加；2 年内发生的骨质破坏、侵蚀的影像学证据或积累侵蚀数量多；双手握力降低，下蹲困难，日常活动能力下降；有严重的全身症状，如发热、贫血、乏力等；有关节外表现，如类风湿结节、巩膜炎、间质性肺病、心包疾病、系统性血管炎等内脏损伤；社会经济状况欠佳，受教育水平低，精神状态差等。

185. 类风湿关节炎会导致残疾吗？

类风湿关节炎是慢性、进行性、侵蚀性疾病，如果未能及时发现、诊断和及早合理治疗，病情逐渐发展、加重，最终会导致关节强直、半脱位、畸形，关节周围的肌肉、软组织萎缩、痉挛，使畸形更加严重，还会因为严重的骨质疏松，导致病理性骨折。最后，患者无法参加职业工作，丧失劳动力，甚至生活无法自理，长期卧床，成为家庭和社会的负担。以类风湿关节炎的自然病程来说，在疾病早期 2 ~ 3 年内，致残率较高，3 年内关节破坏达 70%，而积极、正确的治疗可使 50% ~ 80% 以上的类风湿关节炎患者病情缓解。

现在，在经济发达、受教育水平高的地区，典型的"天鹅颈"样和"纽扣花样"关节畸形的患者已经越来越少见。出现类风湿关节炎特征性关节破坏、畸形，甚至残疾的患者，大多是来自经济欠发达、医疗技术相对落后地区，由于对疾病缺乏了解、认识，没能早期发现、诊断疾病，失去最佳治疗时机；或是盲目听信虚假广告、偏方，没有合理的治疗方案；抑或是依从性差，没有坚持用药，最终才导致关节畸形，出现残疾。

186. 类风湿关节炎会导致死亡吗？

任何疾病哪怕是普通感冒均有导致死亡的可能性，类风湿关节炎也不例外。类风湿关节炎患者的寿命较正常人平均缩短 3 ~ 7 年，死亡率总体增加 2.5 倍，但其中类风湿关节炎疾病本身只占 15% ~ 30%，且仅限于有严重关节病变的患者；其他则为多重严重并发症的患者，随着病情进展，预后更差。死亡的可能性与并发症的严重性直接相关。与类风湿关节炎相关的免疫反应和全身炎症更容易加重合并证和增加死亡率。国外一项有关类风湿关节炎生存率、预后和死因的研究显示，为期 12 年共观察 800 多例类风湿关节炎患者，有 200 多例患者在观察期间死亡，生存率只有对照组的一半。由此可见，类风湿关节炎患者的死亡率与冠心病、糖尿病或脑卒中患者的死亡率相当，值得引起重视。

187. 导致类风湿关节炎患者死亡的原因有哪些？

与类风湿关节炎有关的死亡主要由关节和关节外并发症以及治疗的副作用所致。近期研究还显示，心血管疾病导致类风湿关节炎患者死亡率上升。此外，类风湿关节炎患者患恶性肿瘤尤其是淋巴瘤风险增加。

关节并发症如寰枢关节半脱位、环杓关节炎症以及受累关节感染等均可导致患者死亡。类风湿关节炎患者出现严重关节畸形，失去生活自理能力，在严重骨质疏松基础上，极易出现跌倒、病理性骨折；长期卧床后，坠积性肺炎、深静脉血栓、褥疮感染等接踵而至，让患者苦不堪言，饱受病痛折磨。

关节外并发症包括 Felty 综合征、肺部并发症、肾脏病变和弥漫性血管炎等。Felty 综合征可出现中性粒细胞减少继发感染，严重贫血、血小板减少导致缺血性心脏病、内脏出血甚至死亡。肺部并发症则出现肺间质纤维化、肺动脉高压，最终进展至肺心病，心肺功能衰竭。肾脏病变可导致肾小球肾炎、肾小血管炎以及肾脏淀粉样变性，进而肾功能衰竭。弥漫性血管炎更可导致受累组织、器官缺血性坏死，威胁生命安全。

近年来的研究表明，类风湿关节炎患者体内产生的炎症因子，与动脉粥样硬化有关，冠状动脉粥样硬化性心脏病、缺血性心脏病、充血性心力衰竭等继发疾病引起类风湿关节炎死亡率增高。类风湿关节炎患者患恶性肿瘤风险增加，患淋巴瘤、白血病的风险比正常人高2～3倍，患肺癌的风险比正常人高1.5～3.5倍。若类风湿关节炎患者长期得不到合理治疗，滥用激素，不规范使用免疫抑制剂，将会引起血压、血糖、血脂代谢紊乱，继发严重感染，肝肾功能损害，甚至骨髓抑制，导致患者过早死亡。

188. 类风湿关节炎患者如何正确认识自己的疾病?

大部分没有医学背景的风湿免疫疾病患者，在得知自己不幸患风湿免疫慢性疾病后，一般都会经历四个标志性过程。一是对疾病未诊断时的不确定阶段；二是疾病明确诊断后，但自身尚处于拒绝接受、面对阶段；三是不断权衡思考治疗疾病的获益与风险阶段；最后是处理疾病对他人关系影响的阶段。类风湿关节炎的诊断有时存在一定难度，特别是早期症状不典型或类风湿因子、抗CCP抗体阴性的患者，往往诊断不能明确，使患者处于焦虑不安的心理状态。事实上，如果未能立即明确类风湿关节炎诊断，对患者而言，被认为是预后良好的结果，如果诊断明确以后，则预后反而可能变差。

在明确诊断以后，患者需要面对类风湿关节炎病程较长、不可治愈的现实。患者需要保持乐观、积极的心态，类风湿关节炎虽然无法治愈，但不是肿瘤，不是绝症，可治可控，控制得当可与常人无异，患者需长期保持积极的心理暗示。了解类风湿关节炎相关的疾病常识，结合自身实际情况，调整生活和工作方式，在专科医师的指导下，清楚知道目前所处的疾病阶段，了解疾病预后及需要注意的事项。患者应主动积极配合，了解疾病治疗获益与风险，与专科医师共同确定治疗方案。而治疗方案一旦确定，患者需坚持不懈，持之以恒，切忌半途而废，擅自增减停药；并随病情变化，按时随诊，及时对治疗方案作出调整。最后，患者要在疾病治疗过程中，保持主角意识，充分发挥自我能动性，在身体条件允许的情况下，积极康复锻炼，参加可以胜任的日常劳动及职业工作。

189. 如何改善类风湿关节炎患者心理情绪变化？

类风湿关节炎患者的体验与其他疾病不同之处在于其合并长期慢性疼痛，疼痛如影随形，挥之不去，遥遥无期。长期慢性疼痛使患者失去自我控制力和自信心，感到孤立、无助，被迫接受现实，承认自我的工作生活能力受限。一方面扮演自怨自怜的病人，另一方面却又不甘心臣服于病魔，希望能做自己想做的事，希望恢复到正常人的状态，承担社会家庭责任。当患者的病情有所好转，终于可以面对生活工作的时候，因病情反复，现实的疼痛再次出现，使患者变得失落、悲观、自闭。患者的焦虑、抑郁，自信心缺失，甚至会引发情绪的突然失控，烦躁、愤怒甚至具有攻击性。

解铃还须系铃人，改善类风湿关节炎患者的心理情绪障碍，最根本的还是要依靠患者自己。积极学习疾病相关的知识，了解疾病出现症状的原因，知道在疾病演变过程中可能会出现的问题，对疾病有充分的理解，有助于消除患者对疾病的恐惧感。

患者可以和病友进行交流学习，相互借鉴对疾病的心得体会。所谓同病相怜，同病相助，通过和病友相互交流，可以减少自己的孤独感、无助感，知道自己并不是一个人在战斗，还有其他患者和自己有同样的经历。

取得家庭成员和工作单位的理解和支持，有亲人、朋友的关心、爱护和帮助，就是战胜疾病无穷的动力，可以使患者时时保持积极的心理暗示。患者还可以通过听轻音乐、读书看报等方式，转移对疾病痛苦的注意力，减少焦虑、抑郁情绪对身体不适的放大作用。

类风湿关节炎病情迁延，治疗的改善和病情的好转都不是须臾之间，患者应当树立治疗的信心，要有足够的耐心，最终大多数患者在医师指导、合理的治疗下，都能够和常人一般工作、生活。

190. 对类风湿关节炎患者的饮食有哪些建议?

虽然目前尚无充分的证据证明饮食可以改变类风湿关节炎的病情，但是患者可以适量补充鱼油、维生素 D、维生素 C、维生素 E、β-胡萝卜素、益生菌等。

鱼油可以减轻类风湿关节炎患者的炎症，改善症状和体征，减少非甾体类抗炎药物的用量；还可以降低血脂水平，对血栓性血管事件产生保护作用，减少心源性猝死的发生率。国外的健康调查更显示，适当摄入鱼油可以减少类风湿因子和抗 CCP 抗体的产生，降低患类风湿关节炎的可能性。

维生素 D 除了抗骨质疏松，对骨和钙的代谢产生作用外，还有免疫抑制效应。维生素 D 可以抑制自身免疫的进展，抑制免疫细胞产生炎症因子，补充维生素 D 对类风湿关节炎患者尤为重要。

过量的活性氧可增加炎症因子释放，导致机体炎症及组织损伤，而抗氧化剂则对氧化损伤提供保护。维生素 C、维生素 E、β-胡萝卜素和硒等作为抗氧化剂，很容易从食物中摄取。

益生菌可以调节肠道菌群，改善肠道微环境，增强肠道黏膜的屏障功能，抑制免疫细胞聚集、释放炎症因子，对肠道内的免疫细胞产生直接作用。

红肉、内脏、咖啡等被认为有增加患类风湿关节炎的发病的可能性，而茶可降低患病风险，但仍缺乏充分的循证医学证据。针对抗CCP抗体阳性的类风湿关节炎患者，酒精摄入可以降低类风湿关节炎的风险，但是，酒精能加重甲氨蝶呤的肝损害，而甲氨蝶呤往往被作为类风湿关节炎治疗的首选用药，并且饮酒可增加心血管事件风险，因此，酒精摄入必须适量，不建议过量饮酒。

鉴于长期服用糖皮质激素可引起水钠潴留、血脂及血糖代谢紊乱，导致高血压、高脂血症、动脉硬化、冠心病、糖尿病，因此应建议患者低盐、低脂、低糖饮食，可增加富含纤维的新鲜水果、蔬菜。

191. 类风湿关节炎患者日常生活需注意哪些问题？

在类风湿关节炎病程急性期，患者应当以休息为主，尽量避免关节劳累，减轻关节负重，避免重体力活动，如爬楼梯、爬山、搬重物等；让关节处于休息状态，避免关节长时间保持固定一个动作，更应避免关节处于变形姿势。患者可能因为关节肿痛、僵硬造成肢体乏力、活动障碍，行走活动时应注意预防跌倒，一旦跌倒，极有可能因骨质疏松而出现病理性骨折，必要时可以拄拐或借助助行器。家中浴室、厕所、厨房等湿滑区域，可以铺设防滑垫，洗脸台、浴缸、马桶周边增设扶手、马桶增高器，改良家中门把手等，确保患者居家生活的安全性。患者应保持足够的睡眠，建议每晚睡眠 8 ~ 10 小时，白天也应适当午休。待病程急性期过后，转入炎症静止期或在身体条件允许的情况下，积极康复锻炼，防止肌肉、韧带萎缩。

因类风湿关节炎患者病情的特殊性，免疫功能低下，且长期服用激素、免疫抑制剂，容易继发感染或使原有感染加重，一旦发生感染，还会影响激素、免疫抑制剂的使用。因此，季节变换或天气潮湿时，需避免受凉，保持室内空气流通，尽量避免出入人多拥挤的公共场所，与身边患病的人要保持适当距离，预防传染。尤其是在传染病发生、流行之时或疫情期间更应做好自我隔离和防护。

天气寒冷时，患者应注意关节保暖，可以选择戴手套、护肘、护膝。对于合并血管炎、雷诺现象的患者，更加强调手足保暖，避免直接接触冷水。防止血管遇冷后收缩、痉挛，造成肢体末端缺血、坏死。一旦发现手指、足趾长时间冰冷、发紫，应及时就诊，避免长时间肢端缺血导致坏死。而类风湿关节炎继发干燥综合征的患者，常有口干、眼干，需时常保持眼部及口腔湿润，可在专业眼科医师指导下借助眼药水滴眼，勤漱口，注意保持口腔清洁卫生，避免龋齿、牙齿脱落。

192. 类风湿关节炎患者可以接受理疗吗？

理疗即物理治疗的简称，类风湿关节炎患者可以接受理疗，进一步说，理疗是类风湿关节炎康复治疗的重要组成部分。物理治疗的方法包括隔物灸法、中医定向透药疗法、电刺激、热敷、冷疗等。通过物理治疗的手段，减轻患者关节疼痛，缓解肌肉、软组织僵硬、痉挛，增加肢体活动度，改善关节功能。在物理治疗的基础上，配合改善循环的药物，可以促进关节局部的血液循环，利于炎症消退，从而减少非甾体抗炎药物的使用量。

值得注意的是，类风湿关节炎合并血管炎、雷诺现象的患者，应避免冷疗，防止肢端血管遇冷收缩、痉挛，加重肢端缺血。类风湿关节炎合并糖尿病、感觉异常的患者，在物理治疗时应保持适当的温度，避免局部过热烫伤皮肤。对于皮肤薄、弹性差的患者，理疗时应注意动作轻柔，避免造成皮肤破损；而皮肤表面有皮疹、破损的患者，应避免在皮疹或皮肤破损处进行理疗。在理疗期间，一旦出现皮肤异常发红、瘙痒，甚至出现皮疹，怀疑过敏时，应立刻停止理疗，并求助专业皮肤科医生。

193. 运动对类风湿关节炎有什么影响？

类风湿关节炎患者进行运动主要包括肢体、关节的主动运动、被动运动和辅助助力运动。通过运动锻炼可以增加肌肉力量，增强肌肉、韧带耐力，预防和治疗关节、软组织挛缩，维持关节活动范围，预防及矫正关节畸形，使关节功能得到最大程度恢复，并且运动可以促进骨骼细胞新陈代谢，增加骨密度，减缓骨关节退行性改变，预防骨质疏松。此外，运动还可以促进机体血液循环，有利于关节炎症消退，减轻关节肿痛，改善关节局部营养状态。

运动可以使肥胖患者减轻体重，避免肥胖加重关节负担，进一步加剧关节炎症。长期有氧运动还可增强患者心肺功能，增强心脏射血能力，增加肺活量，增强患者体质，降低心血管意外风险。

户外运动更可以与人接触、交流，改善患者焦虑、抑郁情绪，减少不良情绪带来的躯体化症状，改善精神面貌，增强自信心，从而有利于患者建立战胜疾病的乐观心态。

194. 类风湿关节炎患者的运动方式有哪些？

类风湿关节炎患者可以进行的运动包括关节保健操、日常活动练习和有氧耐力运动等。

关节保健操可以改善关节活动度，增加韧带柔韧性。患者可以主动完成或在他人辅助下完成关节活动。在关节允许的最大活动范围做各个方向的运动，拉伸、屈曲、旋转等关节的活动每天同一个动作反复 20 次，拉伸动作需轻柔、平稳，维持拉伸状态 2 ~ 15 秒。关节保健操包括鹰抓操、握拳操、剪刀操、招财腕、延臂操等多种。

鹰抓操：用力伸展五指，手掌和手指尽量扩张，保持掌指关节平握，紧握拇指外的四个手指，形如鹰抓，四指适当用力，维持5秒，重复20次。

握拳操：用力伸展五指，手掌和手指最大程度扩张，维持3～5秒后用力握拳，再维持3～5秒，重复20次。

剪刀操：用力伸展五指，手掌和手指尽量扩张，手心伸展不能弯曲，食指向拇指靠拢，中指再向拇指和食指靠拢，继续无名指、小指分别依次向拇指方向靠拢，重复20次。如果患者单手不能完成上述动作，可以另外一只手或者他人协助完成。

招财腕：双手臂向前抬起，双手掌向上竖起，适当用力，维持5秒，双手掌同时向下翻转，适当用力，再维持5秒，注意手掌和手臂尽量垂直，重复20次。

延臂操：是双手向前平伸，维持5～10秒，双手臂向上抬起至与地面垂直，维持5～10秒，双手臂向两肩方向平展，使双臂与肩部成一直线，再维持5～10秒，双手向前合拢至平伸状态，重复20次。

日常活动练习的目的在于减轻或纠正患者的病态状况，使患者尽快恢复正常社会生活的能力。练习的内容相当广泛，以患者的日常活动为主，如梳头、拧毛巾、握筷、打字、编织、刺绣、园艺等。

有氧耐力运动可以改善心肺功能，增强肌肉、韧带力量，减轻关节局部炎症，减轻体重，方式包括散步、慢跑、体操、太极拳、骑自行车、水中步行和游泳等。水上运动可以提供浮力支持，减轻体重，减轻关节负荷，并有稀释血液和利尿的功效，在恒温泳池内进行水上运动可达到事半功倍的效果。

195. 类风湿关节炎患者什么时候开始康复运动最合适?

通常在类风湿关节炎病程急性期仍以休息为主，待急性期炎症消退，关节肿痛、晨僵减轻后 2～3 周，在患者可以耐受的情况下，就可以早期开始有规律的关节康复运动。开始可以先采取被动的关节锻炼，练习关节保健操，循序渐进，等待身体逐步适应，再过渡至主动运动、日常生活练习和有氧耐力运动等。

196. 类风湿关节炎患者康复运动时需注意什么问题？

建议关节康复操每天 2 次，其中 2～3 个动作尽量达到关节活动最大范围；有氧运动每周 3 次，每次维持半小时左右。开始康复运动前最好先咨询专科医生，选择最适合患者本身的运动方式，在得到充分休息的前提下进行运动。运动不仅限于室外，在室内、甚至在床上都可以完成，坐着、躺着都能完成关节康复运动。

患者要把康复运动当成治疗的一部分，甚至是日常生活的一部分，短时间内可能难以看到显著效果，应当坚持不懈，可以找病友共同锻炼或在家人监督下完成康复练习。为了提高康复的依从性，患者可以根据自己的喜好选择锻炼的方式。

注意在康复运动中保护关节，预防跌倒骨折。患者可以穿着摩擦力大的防滑鞋，宽松、吸汗、质地柔软的衣服，运动出汗后避免着凉，雾霾、潮湿、阴雨天气应尽量室内运动。

患者在运动过程中应根据身体条件随时调整运动量，一旦出现关节疼痛加重，应适时停止练习。如果患者还合并有心脏病、高血压等重要脏器病变，一定要在专业康复科医生的指导下进行康复锻炼，禁剧烈运动。

（许赤多，罗新乐）

第十二章　类风湿关节炎预防措施

197. 预防在类风湿关节炎治疗中有什么作用？

类风湿关节炎能够引起机体内部持续存在的免疫紊乱，目前的抗风湿病药物不能将这种异常的自身免疫反应根除，导致了本病容易反复发作。预防在类风湿关节炎的综合治疗方案中有着举足轻重的位置。类风湿关节炎极易受诱发因素影响，天气、环境、饮食、精神因素等等都可以引起疾病的复发。

因此，必须做到规范治疗，规范用药，积极从各方面做好预防工作，注意保持愉快轻松的心情，避免感染、寒冷、潮湿、过劳等。在秋冬季节要注意保暖、防潮，内衣汗湿后应及时换洗，被褥要勤晒，感冒后要彻底治疗，劳逸结合，饮食有节，积极锻炼身体，配合中医中药，减少疾病的复发。

198. 为什么类风湿关节炎会反复发作？

类风湿关节炎是一种炎症性、进行性、破坏性、慢性的自身免疫性疾病，对人体损害性极大，部分患者呈反复、周期性的发作，患者及家属饱受痛苦煎熬。治疗需要一个过程，即使是感冒发热这些常见病也需要一定疗程。治疗需要坚持，除非药物副作用太大，不能耐受。类风湿关节炎反复发作，一般有以下几种原因。

（1）类风湿关节炎本身的原因。本病的病因还不是十分明确，现在明确的只是知道它是由许多不明原因引起的体内免疫反应异常的一种疾病，呈进行性发展，而且目前的治疗方法还不能够彻底根除体内的异常免疫反应，只是被控制在较低的水平，在疾病没有到达稳定期之前，这种异常的反应还是持续存在。即使异常反应停止了，但人体内部的整个免疫系统处于一个动态平衡的状态，对于类风湿关节炎的患者来说，这种平衡极易被打破，所以在稳定期也可以复发。一旦有诱发因素或者药物应用不规范，这种反应会加重，重新引起症状发作。

（2）药物应用不规范。类风湿关节炎的治疗要求在医生的指导下规范化和个体化用药，患者要和医生配合，及时向医生报告自己服药后的感受和效果，这样可以让医生根据自己的病情、身体耐受情况和当时的身体状况等来决定用药，包括药物的种类、剂量、剂型、服用时间等。而很多患者还不能很好地做到这一点，甚至自作主张随意换药、停药，导致治疗方案无法很好地施行与调整，所以这也是本病容易复发的原因。

（3）预防的重视程度不够。类风湿关节炎是一种极易受诱发因素影响的疾病，天气、环境、饮食、精神因素等都可以引起疾病的复发。

我们要防止或减少类风湿关节炎的复发，就要相信医生，尽量配合医生，做到规范治疗，规范用药，并且积极从各方面做好预防工作，注意防寒保暖，保持愉快放松的心情，避免感染、受寒、潮湿、过度疲劳等。

199. 类风湿关节炎为什么在秋冬季节会加重?

目前大部分专家都认同天气寒冷、潮湿是本病的诱发和加重因素之一。有资料显示，大部分患者对气候变化、环境变化敏感，刮风、下雨、下雪及寒潮来临等天气变化时，常出现关节疼痛或疼痛加重，因此，有患者自谑成了天气预报的"气象台"。在气候湿度变化大、寒冷的地区，本病患病率更是明显高于其他地区，如广东及我国北方一些地区。潮湿、寒冷容易使关节肿胀症状复发或加重，这是因为类风湿关节炎患者的关节及关节周围血管、神经功能不全，寒冷可以使血流速度减慢，血管舒缩迟缓，皮肤温度升降也迟缓；湿度增加，加上温度下降，关节内的滑液黏度增高，加大关节运动阻力，从而使关节疾病加重。因此，类风湿关节炎患者在秋冬季节容易复发或加重，在天气转凉的季节，更应及时做好相应的预防工作，利于疾病的康复。在秋冬季节时要注意按时起居，注意防寒保暖（尤其在冬季），适当体育锻炼，提高自身免疫力，这是预防的关键。

200. 类风湿关节炎应如何预防?

类风湿关节炎的治疗不应只限于药物，还应该包括心理健康教育、生活方式、饮食起居以及适当的锻炼等多方面的综合治疗。

（1）加强宣教。争取早期诊断及早期治疗，我们认为，虽然类风湿关节炎的致残率高，但如能获得早期诊断及早期合理的治疗，仍可完全控制其发展甚至可能治愈。所以，加强本病的宣传教育，普及普通民众对该病的认识，提高临床医生对本病的警惕性和诊疗水平，控制本病的发展，减少致残率。

（2）病因预防。大约有 90% 的类风湿关节炎患者对气候变化敏感。在阴天、下雨、刮风或受到寒冷、潮湿的刺激时，关节局部的肿胀和疼痛可加重。有些患者的病情变化与季节有关，因此要重视气候、季节对疾病的影响，做到适四时而调寒温，注意保暖，避免受凉、受冻、受潮、精神紧张、过劳、失眠及性生活过度，避免用冷水洗衣、游泳等，避免风寒湿邪侵袭。关节处要注意保暖，不穿湿衣，湿鞋、湿袜等；不要贪凉露宿，暴饮冷饮；不要卧居湿地等。另外，劳动或运动后，不可趁身热汗出未干便入水洗浴；有些职业是工作环境水湿潮冷，如渔业、井业、露天作业等，一定要注意使用劳保用品；被褥应勤洗勤晒，以保持清洁和干燥；劳动汗出，里衣汗湿后应及时更换洗净。

（3）预防感染。类风湿关节炎的发病可能与细菌或病毒的感染有关，某些动物实验已证实，感染后产生的炎性因子可以引起关节滑囊的损伤。及时而有效地控制感染是预防类风湿关节炎的重要手段。若发现扁桃体炎、鼻窦炎、胆囊炎、肠炎、中耳炎、附件炎和龋齿等感染性疾病，以及结核、淋病、肠伤寒等传染性疾病时，应及时就医。

（4）加强锻炼。坚持体育锻炼的人，身体强壮，一般很少患病，其抗御风、寒、湿邪侵袭的能力比一般未经过体育锻炼者要强。经常参加体育锻炼，如练气功，打太极拳，做保健体操、广播体操等均能增强机体抗风寒湿邪的能力。《内经》所谓"正气存内，邪不可干""邪之所凑，其气必虚"，正是这个道理。

（5）心态平和。由于疾病缠绵难愈、病情易反复、关节疼痛和害怕残疾等原因，类风湿关节炎患者很容易产生抑郁或焦虑心态。有些患者是由于心理状态异常如精神受刺激、心情压抑、过度悲伤而诱发本病；而在患病之后，情绪的波动又往往使病情加重。因此有必要向患者做好关于类风湿关节炎基础知识的宣教工作，鼓励其采取积极的态度对待疾病，保持乐观情绪，力争早日康复。要树立起一个战胜疾病的信心，保持心情舒畅对预防类风湿关节炎有重要意义。

（6）定期随访。类风湿关节炎的病程较长，在治疗过程中医生要结合病情变化和实验室检查（如 RF、CRP、ESR 等）评价其病情是否处于活动期。并且大多数抗风湿药物长期应用会对血液、肝、肾产生一定毒性反应，所以患者应定期到医院随访和进行相关检查，调整药物的剂量或种类，减轻药物的不良反应，以达到最佳治疗效果。

（7）不要轻信。有些患者为急于摆脱病痛的折磨和对激素、免疫抑制剂的恐惧心理，轻信某些未经证实疗效的"秘方"或"偏方"，无限期地轮换服用；某些江湖游医也抓住患者这些心理，打出完全有悖科学的所谓"独特疗法"的广告来诱惑患者，骗取钱财。结果使患者失去治疗时机，延误病情或出现严重的并发症。

201. 类风湿关节炎患者应如何预防关节变形？

类风湿关节炎的病因至今不明，但它对关节破坏的过程已基本清楚：从关节滑膜开始，先是炎症改变，随后出现滑膜的增生，继而侵袭关节的软骨面、软骨下的骨质、关节囊，直至关节周围的韧带和肌腱组织。发展到后期，不可避免地发生关节脱位、畸形和强直。因此，延缓病情发展，阻止关节畸形的出现和加重，避免致残，对类风湿关节炎患者是至关重要的。

（1）避免关节长时间保持一个动作。如不要长时间站立，在适当时候坐下来休息。坐下时，应经常变换坐姿、转换双脚位置，舒展下肢的筋骨，或起来走动一下。应避免手指长时间屈曲，如写字、编织、打字、修理，应不时停下来休息，舒展一下手指。

（2）使用较大和有力的关节。关节发炎时，会变得不稳定，更容易受损伤。用力的时候，细小的关节如手指关节就更易出现变形。因此，在日常生活中，患者应尽量利用较大和有力的关节，手提重物时，尽量不用手指而用手臂和肘关节，不只用手指作支持，应以手掌来支撑。

（3）保持关节正确姿势。无论在睡眠、走路或坐位时，都要保持良好姿势。拧瓶盖时，不要只用手指拧，应以掌心加压力来拧。坐下时，膝关节不要过分屈曲，双足应平放在地上。

（4）留意关节的疼痛。活动时感到关节疼痛，应立即停止活动，检查活动方法是否不当。当因疼痛不能坚持关节功能锻炼时，要忍痛和内服止痛药后坚持进行。如果关节活动已受限，也可由他人帮助在温热和按摩下进行适当的被动运动。锻炼要持之以恒。

（5）注意工作与休息的平衡。根据病情调整作息，如关节炎加剧时，应增加休息时间。

202. 如何预防类风湿关节炎手的发生？

类风湿关节炎虽为全身性疾病，但以关节肿痛为主，尤其是双手小关节早期出现僵硬、肿痛，晚期出现畸形、强直，称为类风湿关节炎手。因此，该病除全身治疗外，还应该注意预防类风湿关节炎手的发生。

（1）自我推拿。①摇法：每天晨起后坚持自我摇动腕、指掌、指间关节以达到消肿定痛的作用，维持和帮助恢复关节的正常功能。②按揉捻指法：坚持每天双手交替捻动十指关节，按揉各关节和相关穴位，以达到缓解痉挛、疼痛，消肿的作用。可以减轻肌肉疼痛和关节肿胀，预防手指变形或减轻残疾程度。

（2）功能锻炼。①拍肩：用手掌拍对侧肩峰，左右交换，每侧拍30次，可锻炼维持肘、腕、肩关节功能。②摇腕：双手十指交叉合拢，按顺时针和逆时针方向摇动双腕，每方向各20次。可锻炼腕、肘关节功能。③握拳：双手平伸，十指展开，然后屈指握紧拳头，重复20次。使用橡胶握力器更佳。开始常握不紧，宜尽力而为，循序渐进。可锻炼掌指、指间关节功能。④下蹲：身体直立，两脚稍分开，两上肢前伸，两手抓住阳台护栏，下蹲20次。以力所能及为度，循序渐进。可锻炼腰部、膝关节功能。⑤颠踝：身体直立，一脚足跟抬起约5~10厘米，上下颠动及摇动踝关节各15次，换另一只脚，重复一遍，可锻炼踝关节、足部小关节及膝关节。以上练习每遍可做10~20次，每日至少2遍。

（3）自我调护。由于手部经常暴露于外，与外界接触最多，最易感风寒湿邪。所以患者平时应注意手部的保暖、防风、防湿。还应注意保持各关节的正常功能姿势，以免发生强直畸形。

此外，患者可对有症状的关节和附近的肌肉施行自我按摩。

203. 类风湿关节炎患者自我保健按摩时有哪些注意事项？

自我保健按摩的安全性是比较高的，而且简便又容易施行，对类风湿关节炎等很多关节肌肉疾病都适用，能够活血化瘀、缓解症状和促进康复，而且还能缓解患者的精神压力，是一项类风湿关节炎患者值得提倡的保健项目。不过在进行自我保健按摩时，有必要注意以下几点问题：①局部存在急性静脉炎、淋巴管炎及各种皮肤病（如皮炎、湿疹、痤疮、局部化脓及感染等）时，禁用自我保健按摩；②在过饥、过饱的情况下，不宜使用；③自我按摩时必须在身心安静、肌肉与关节松弛的状态中进行；④自我按摩时最好选用手及腕、肘关节无病变的上肢，如果双上肢均有病变，自我按摩时一定要注意病变关节的活动幅度及活动量，不可过大，以防加重损伤；⑤自我按摩可与物理疗法和练功体操相结合，其效果更佳，一般先行理疗，再进行自我按摩，最后做练功体操。

204. 老年类风湿关节炎患者应如何预防？

老年类风湿关节炎患者的身体素质比较差，对各种外邪的抵抗力较弱，类风湿关节炎比其他人群更易复发，因此预防其发病则是重中之重。

（1）避免受凉、受潮湿、精神紧张、过度疲劳、失眠、外伤（如关节扭伤、跌伤和骨折）等因素。这些因素都特别容易诱发类风湿关节炎的发作。特别是每年潮湿或寒冷的季节，本来免疫力、抵抗力就较低的老年类风湿关节炎患者更易患上呼吸道感染等疾病，加重类风湿关节炎症状或其他慢性病的急性发作。在这些季节可以在医生的指导下适当服用能扶正固表，预防感冒的中成药，如玉屏风散等。平时如有必要也可以服用固本培元的中成药如杞菊地黄丸、参茸口服液、香砂六君子丸等。这些药可调节免疫功能，提高抗病能力，并能拮抗抗风湿药物的副作用。治疗用药要严格按照医生的指导进行，服药不规律、擅自停药也会诱发疾病或加重病情。

（2）及时治疗感染。老年人免疫功能多低下，对环境的适应能力差，容易发生各种感染，龋齿、齿槽溢脓、扁桃腺炎、鼻窦炎、慢性中耳炎等，这些疾病虽不引人注目，却是重要的感染源，应及时根治，防止因为这些感染导致类风湿关节炎的发作。

（3）积极合理运动。尽管目前抗类风湿关节炎药物研究和临床应用取得了较大的进展，但是单靠药物治疗对因关节破坏所致的机能障碍的恢复是有限的，只有同时配合积极的、病情发展阶段允许的运动疗法，才能更好地维持日常生活能力，最大程度地减少患者的痛苦。在慢性期可选用改善各关节机能和肌力的各种运动疗法，训练的原则和运动量应根据疾病的程度，在能耐受疼痛的范围内进行，一般以运动训练后第二天不感觉疲劳为目标。值得重视的是，老年人多数患有骨质疏松（尤其女性），各项运动训练均要注意防止发生骨折。

（4）注意饮食调节。老年类风湿关节炎患者往往伴有消瘦、贫血、低蛋白血症等，这些又会导致患者的免疫力低下。老年类风湿关节炎患者，要强调饮食的营养，重视进食品种的恒定性。因进食品种的突然改变，使类风湿关节炎病情加重或症状恶化的病例并非少见，而高热量、高蛋白、高脂肪饮食也是类风湿关节炎重要的恶化因素。

（5）保持良好心态。尽量减少对患者的精神刺激，让老人开开心心过好每一天，也是预防的重要一环。

205. 幼年类风湿关节炎患者应如何预防?

幼年类风湿关节炎的特点是关节炎症的反复发作,虽然目前尚无治疗幼年类风湿关节炎的特效药物,但只要及时采取综合治疗,仍能取得较理想的效果。只要在发病早期得到及时治疗,并给予良好的护理,部分患儿甚至可以完全康复。患儿和父母要有信心,相信医生,坚持规范治疗。治疗要长期进行,这就需要家长和患儿密切配合。

(1)休息和锻炼。当病情处于急性期时,应保证患儿的休息,除晚上有充足的睡眠外,白天也应安排一定的睡眠及休息时间。除高热及膝关节等负重关节肿痛较明显需要卧床休息外,应鼓励患儿进行适当的活动,以避免因较长时间不活动造成骨质疏松、肌肉萎缩、关节挛缩、强直等不良情况的出现。但必须强调活动要适当。过度的活动反而会使关节炎症加重、关节破坏加速。在浴室或温水中进行锻炼会使他们觉得更舒适和更有趣。要选择一些有助于肌肉发育和保持儿童健康的玩具。骑三轮脚踏车和自行车能使用多个关节,且对这些关节不会施加太大的压力。游戏设备要合适,以便患儿和正常的儿童在一起玩耍,如两个座位的秋千或有靠背的跷跷板。娱乐活动有助于儿童结交朋友,并同时锻炼他们的身体。夹板有助于防止关节变形。患儿会感到爬行比步行更舒服,长此以往的话,弯曲的关节可变成永久性挛缩,因此应当鼓励儿童直立行走。

(2)注意心理状态。患病儿童不但肉体遭受着痛苦,他们在精神上受到的痛苦也不容忽视。作为父母,需要给予他们足够的关怀与支持,给予他们最真挚的父爱与母爱。尽量和患儿老师沟通好,让其他小朋友与患儿一起玩耍,尽量不要让患儿产生自己与别人有区别的感受,鼓励其他儿童亲近他们,并像对待其他儿童一样对待他们。即使患儿住院后,儿童教育应该继续进行下去。个别不能自己行动的患儿,需要到为残疾儿童所设的专门学校去学习。

（3）注意饮食平衡。在饮食方面，应给予可口、容易消化、富含蛋白质及维生素的食物。营养均衡的饮食可以帮助增强患儿的抵抗力，对于患儿的生长发育也有帮助，一般可参考成人类风湿关节炎患者的饮食要求来安排，但也不必太多忌口。

206. 孕产妇该如何预防类风湿关节炎的复发？

在妊娠期间，血中糖皮质激素、雌激素、孕酮明显增高，这可减轻类风湿关节炎的严重程度，甚至可防止发病。但是分娩后雌激素和糖皮质激素等水平降低，加上分娩时失血，因此气血两虚，身体各系统的功能都在恢复中，身体抵抗力较低，容易受到感染，这会诱发或加重类风湿关节炎。因此，产后要特别重视类风湿关节炎的预防保健。

对于孕产妇，在产后要注意避免伤风感冒，避免受寒，接触冷水。产妇应该穿着舒适、柔软、保暖的衣服，房间要温暖、通风、向阳；应适当活动，促进恶露的排出，出汗多者，应及时擦干或更换衣服，避免受凉。洗漱要用温水，晚上可以用热水泡脚，促进血液循环。不要吃生冷食物，饮食应富有营养及足够的热量和水分，增强自身的抗病能力，保证产后免受病邪侵袭。避免产褥期感染，产后应勤换衣、勤洗澡，保持口腔、皮肤、会阴的清洁，产后2个月内应禁止性生活及盆浴，以免感染。产后应做好心理调适，保持心情舒畅，生活要有规律，注意劳逸结合，睡眠要充足，每日保证8小时的睡眠，白天午睡1～2小时，使体力尽快恢复，对预防类风湿关节炎同样重要。

207. 性生活对类风湿关节炎有什么影响？

一般来说正常的性生活对本病的影响不太大，但如果性生活比较频繁，那就可能会对健康不利，导致抵抗力下降，使病情加重。而且长期固定于某种体位性生活，类风湿关节炎又尚未稳定时，受压或负重的关节可能也会发生畸形。因此，不必太过注意或避忌性生活，但在性生活中也要注意适度与科学。

（1）急性期。类风湿关节炎如果处在急性发病阶段，表现有发热、关节肿胀、疼痛明显，以及实验室检查血沉增快时，应暂时停止性生活，并积极用药物控制病情。

（2）慢性期。类风湿关节炎进入慢性病程，时间漫长，甚至会持续一辈子，可以有性生活，但还得视整体健康状况而定，不宜过于频繁。

（3）关节变形妨碍性生活。类风湿关节炎发展到一定程度后，脊柱会发生严重弯曲变形，甚至连髋部大关节也会变形，这样会妨碍性生活，使得阴茎不能顺利地进入阴道，或勉强进入后无法进行有效的性交动作。如果是女性，由于本病造成的关节变形，两大腿不易展开或弯曲，有时也会妨碍性生活的进行。当出现这些情况时，夫妇双方应密切配合，寻找适当的体位。并且要注意不宜长期固定采用某种体位性交，最好要变换体位。

（4）肌肉病变影响性生活。类风湿关节炎不单是关节受累，连周围肌肉也疼痛、僵硬，身体其他部位的肌肉也多少受到连累，肌肉功能会减退，如涉及性器官及其附近的肌肉，则会影响性生活。

（5）神经系统病变影响性生活。本病还会引起神经系统多种病变。有时也会连累到性相关神经的活动。如果合并有神经、血管方面病变，则可能影响性功能，例如造成男子阳痿、女子性欲下降，出现这些情况则应该暂时中止性生活，并进行针对性的治疗。

（6）治疗的影响。长期使用激素治疗，可明显抑制激素的分泌，可致勃起障碍。

从以上几点看来，类风湿关节炎会对性生活产生一定的影响，但有些是可以预防的，患者应该在医生的指导下规范用药，坚持治疗，控制和延缓本病的发展，与医生共同寻找最佳的治疗方案，从而减少并发症，对控制病情的发展甚至病情的康复都是充满希望的。

（张剑勇，谢静静）

参考文献

[1] 类风湿关节炎诊断及治疗指南 [J]. 中华风湿病学杂志，2010(04):265-270.

[2] Josef S Smolen，Robert Landewé，Ferdinand C Breedveld，et al. EULAR recommendations for the management of rheumatoid arthritis with synthetic and biological disease-modifying antirheumatic drugs[J]. Annals of the Rheumatic Diseases，2010，69(6):964-975.

[3] Smolen J S，Aletaha D，Bijlsma J W J，et al. Treating rheumatoid arthritis to target: recommendations of an international task force[J]. Ann Rheum Dis，2010，69(4):631-637.

[4] Firestein G S，Zvaifler N J. How important are T cells in chronic rheumatoid synovitis?: II. T cell-independent mechanisms from beginning to end.[J]. Arthritis and rheumatism，2002，46(2):298.

[5] Nepom G T，Byers P，Seyfried C，et al. HLA genes associated with rheumatoid arthritis. Identification of susceptibility alleles using specific oligonucleotide probes.[J]. Arthritis and rheumatism，1989，32(1):15.

[6] Weyand C M，Hicok K C，Conn D L，et al. The influence of HLA-DRB1 genes on disease severity in rheumatoid arthritis.[J]. Annals of internal medicine，1992，117(10):801.

[7] Boki K A，Drosos A A，Tzioufas A G，et al. Examination of HLA-DR4 as a severity marker for rheumatoid arthritis in Greek patients.[J]. Annals of the Rheumatic Diseases，1993，52(7):517.

[8] Hameed K, Bowman S, Kondeatis E, et al. The association of HLA-DRB genes and the shared epitope with rheumatoid arthritis in Pakistan.[J]. British journal of rheumatology, 1997, 36(11):1184-1188.

[9] Calin A, Elswood J, Klouda P T. Destructive arthritis, rheumatoid factor, and HLA-DR4. Susceptibility versus severity, a case-control study.[J]. Arthritis and rheumatism, 1989, 32(10):1221.

[10] Kirschmann D A, Duffin K L, Smith C E, et al. Naturally processed peptides from rheumatoid arthritis associated and non-associated HLA-DR alleles. [J]. Journal of Immunology, 1995, 155(12):5655-5662.

[11] Annette H M van der Helm-van Mil, Verpoort K N, Breedveld F C, et al. The HLA-DRB1 shared epitope alleles are primarily a risk factor for anti-cyclic citrullinated peptide antibodies and are not an independent risk factor for development of rheumatoid arthritis.[J]. Arthritis & Rheumatism, 2010, 54(4):1117-1121.

[12] Jawaheer D, Li W, Graham R R, et al. Dissecting the Genetic Complexity of the Association between Human Leukocyte Antigens and Rheumatoid Arthritis[J]. American Journal of Human Genetics, 2002, 71(3):585-594.

[13] Kang C P. The influence of a polymorphism at position -857 of the tumour necrosis factor alpha gene on clinical response to etanercept therapy in rheumatoid arthritis.[J]. Rheumatology, 2005(4):547-552.

[14] Rodr í guez M R, N ú ñezRold á n A, Aguilar F, et al. Association of the CTLA4 3 ′ untranslated region polymorphism with the susceptibility to rheumatoid arthritis[J]. Human Immunology, 2002, 63(1):76-81.

[15] Yamamoto K, Suzuki A, Chang X, et al. Functional haplotypes of PADI4, encoding citrullinating enzyme peptidylarginine deiminase 4, are associated with rheumatoid arthritis[J].Nature Genetics, 2003, 34(4):395-402.

[16] Barton A, Bowes J, Eyre S S, et al. A functional haplotype of the PADI4 gene associated with rheumatoid arthritis in a Japanese population is not associated

in a United Kingdom population[J]. Arthritis & Rheumatology, 2014, 50(4):1117–1121.

[17] Begovich A B, Carlton V E H, Honigberg L A, et al. A missense single-nucleotide polymorphism in a gene encoding a protein tyrosine phosphatase (PTPN22) is associated with rheumatoid arthritis.[J]. American Journal of Human Genetics, 2004, 75(2):330–337.

[18] Lang T J.Estrogen as an immunomodulator.[J].Clinical immunology: The official journal of the Clinical Immunology Society, 2004, 113(3):224–230.

[19] Yan Z, Lambert N C, Ostensen M, et al. Prospective study of fetal DNA in serum and disease activity during pregnancy in women with inflammatory arthritis[J]. Arthritis & Rheumatism, 2010, 54(7):2069–2073.

[20] Nelson J L, Hughes K A, Smith A G, et al. Maternal–fetal disparity in HLA class II alloantigens and the pregnancy–induced amelioration of rheumatoid arthritis.[J]. N Engl J Med, 1993, 329(7):466–471.

[21] Brennan P, Barrett J, Fiddler M, et al. Maternal–fetal HLA incompatibility and the course of inflammatory arthritis during pregnancy.[J]. Journal of Rheumatology, 2000, 27(12):2843–2848.

[22] Linn–Rasker S P, A H M van der Helm–van Mil, Gaalen F A V, et al. Smoking is a risk factor for anti–CCP antibodies only in rheumatoid arthritis patients who carry HLA–DRB1 shared epitope alleles.[J]. Annals of the Rheumatic Diseases, 2006, 65(3):366.

[23] Doran M F, Pond G R, Crowson C S, et al. Trends in incidence and mortality in rheumatoid arthritis in Rochester, Minnesota, over a forty–year period. [J]. Arthritis & Rheumatism, 2010, 46(3):625–631.

[24] Wong J B, Ramey D R, Singh G . Long-term morbidity, mortality, and economics of rheumatoid arthritis.[J]. Arthritis & Rheumatology, 2001, 44(12):2746–2749.

[25] Aken V J. Comparison of long term outcome of patients with rheumatoid arthritis presenting with undifferentiated arthritis or with rheumatoid arthritis: an observational cohort study.[J]. Annals of the Rheumatic Diseases，2006，65(1):20–25.

[26] van der Helm–van Mil A H，Verpoort K N，le Cessie S，et al. The HLA–DRB1 shared epitope alleles differ in the interaction with smoking and predisposition to antibodies to cyclic citrullinated peptide.[J]. Arthritis Rheum 2007，56(2):425–432.

[27] Nell V P，Machold K P，Stamm T A，et al.Autoantibody profiling as early diagnostic and prognostic tool for rheumatoid arthritis.[J]. Ann Rheum Dis 2005，64(12):1731–1736.

[28] Maldonado I，Eid H，Rodriguez G R，et al. Rheumatoid nodulosis: is it a different subset of rheumatoid arthritis?.[J]. Journal of Clinical Rheumatology Practical Reports on Rheumatic & Musculoskeletal Diseases，2003，9(5):296–305.

[29] Allantaz F，Punaro M，Pascual V，et al.Role of interleukin–1 (IL–1) in the pathogenesis of systemic onset juvenile idiopathic arthritis and clinical response to IL–1 blockade.[J].The Journal of Experimental Medicine，2005，201(9):1479–1486.

[30] Jacobsson L T，Turesson C，Nilsson J A，et al.Treatment with TNF–blockers and mortality risk in patients with rheumatoid arthritis.[J]. Ann Rheum Dis，2007，66(5):670–675.

[31] Genovese M C，Bathon J M，Martin R W，et al.Etanercept versus methotrexate in patients with early rheumatoid arthritis: Two–year radiographic and clinical outcomes.[J].Arthritis Rheum，2002，46(6):1443–1450.

[32] Lipsky P E，Heijde D M V D，Clair E W S，et al. Infliximab and methotrexate in the treatment of rheumatoid arthritis. Anti–Tumor Necrosis Factor Trial in Rheumatoid Arthritis with Concomitant Therapy Study Group[J]. New England Journal of Medicine，2000，343(22):1594–1602.

[33] Kremer，Joel M. Concomitant leflunomide therapy in patients with active

rheumatoid arthritis despite stable doses of methotrexate. A randomized, double-blind, placebo-controlled trial.[J]. Annals of Internal Medicine, 2002, 137(9):726-733.

[34] Clair E W S, Heijde D M V D, Smolen J S, et al.Combination of infliximab and methotrexate therapy for early rheumatoid arthritis: A randomized, controlled trial.[J].Arthritis Rheum, 2004, 50(11):3432-3443.

[35] O'Dell J R, Elliott J R, Mallek J A, et al. Treatment of early seropositive rheumatoid arthritis: doxycycline plus methotrexate versus methotrexate alone.[J]. Arthritis & Rheumatism, 2014, 54(2):621-627.

[36] Lehman A J, Esdaile J M, Klinkhoff A V, et al. A 48-week, randomized, double-blind, double-observer, placebo-controlled multicenter trial of combination methotrexate and intramuscular gold therapy in rheumatoid arthritis: results of the METGO study.[J]. Arthritis & Rheumatism, 2014, 52(5):1360-1370.

[37] Cohen S B, Emery P, Greenwald M W, et al. Rituximab for rheumatoid arthritis refractory to anti-tumor necrosis factor therapy: Results of a multicenter, randomized, double-blind, placebo-controlled, phase III trial evaluating primary efficacy and safety at twenty-four weeks.[J]. Arthritis & Rheumatism, 2006, 54(9):2793-2806.

[38] Aletaha D, Smolen J .The Simplified Disease Activity Index (SDAI) and the Clinical Disease Activity Index (CDAI): a review of their usefulness and validity in rheumatoid arthritis.[J]. Clinical & Experimental Rheumatology, 2005, 23(5 Suppl 39):S100-S108.

[39] Puolakka K, Kautiainen H, Timo Möttönen, et al. Early suppression of disease activity is essential for maintenance of work capacity in patients with recent-onset rheumatoid arthritis: five-year experience from the FIN-RACo trial.[J].Arthritis & Rheumatology, 2014, 52(1):36-41.

[40] Quinn M A, Conaghan P G, O'Connor P J, et al. Very early treatment

with infliximab in addition to methotrexate in early, poor-prognosis rheumatoid arthritis reduces magnetic resonance imaging evidence of synovitis and damage, with sustained benefit after infliximab withdrawal: Results from a twelve-month randomized, double-blind, placebo-controlled trial[J]. Arthritis & Rheumatism, 2005, 52(1):27-35.

[41] Smolen J S, Heijde D M V D, St Clair E W, et al.Predictors of joint damage in patients with early rheumatoid arthritis treated with high-dose methotrexate with or without concomitant infliximab: results from the ASPIRE trial.[J]. Arthritis and rheumatism, 2006, 54(3):702-710.

[42] Turesson C, Jacobsson L T, Sturfelt G, et al. Rheumatoid factor and antibodies to cyclic citrullinated peptides are associated with severe extra-articular manifestations in rheumatoid arthritis.[J].Ann Rheum Dis, 2007, 66(1):59-64.

[43] Dohn U M, Ejbjerg B J, Court-Payen M, et al.Are bone erosions detected by magnetic resonance imaging and ultrasonography true erosions? A comparison with computed tomography in rheumatoid arthritis .[J]. Arthritis Research & Therapy, 2006, 8(4):R110.

[44] 邹和建, 邹耀红 . 类风湿关节炎与痛风 [M]. 上海：上海科技教育出版社, 2003:65-67.

[45] 涂汉军, 罗杰 . 大众就医宝典 [M]. 武汉：湖北科学技术出版社, 2010:16.

[46] 田捷, 董瑞雪 . 轻松搞定风湿病 [M]. 长春：吉林科学技术出版社, 2004: 40-41.

[47] 娄玉钤, 李俊德 . 中医教您防治类风湿关节炎 [M]. 北京：人民军医出版社, 2015:193-194.

[48] 郭强 . 类风湿关节炎病人就医指南 [J]. 大众医学 , 2013, 000(009):31-32.

[49] 徐汉军, 罗杰 . 大众就医宝典 [M]. 武汉：湖北科学技术出版社, 2010:3-24.

附录　类风湿关节炎病证结合诊疗指南

1　范围

本《指南》规定了类风湿关节炎的流行病学、诊断要点、辨证论治、中成药选择、外治疗法、预防调摄、治疗推荐等。

本《指南》适用于类风湿关节炎病证结合诊断和治疗。

2　规范性引用文件

下列文件对于本规范的应用是必不可少的。凡是注明日期的引用文件，仅所注明日期的版本适用于本规范。凡是不注明日期的引用文件，其最新版本（包括所有的修改版本）适用于本文件。证据推荐级别及证据水平，参照 GRADE 分级与推荐意见强度。

GB/T1.1–2009《标准化工作导则 第 1 部分：标准的结构和编写》

《中医药标准制定管理办法（试行）》

GB/T 16751.1–1997《中医临床诊疗术语 – 疾病部分》

GB/T 16751.2–1997《中医临床诊疗术语 – 证候部分》

2015 American College of Rheumatology Guideline for the Treatment of Rheumatoid Arthritis

3　术语及定义

下列术语和定义适用于本规范。

3.1

病证结合 Combination of Disease and Syndrome

辨病与辨证相结合的研究模式，主要是指现代医学诊断疾病结合辨证论治模式。

3.2

药品不良反应 Adverse Drug Reaction，ADR

合格药品在正常用法用量下出现的与用药目的无关的有害反应。

4 流行病学

类风湿关节炎（Rheumatoid Arthritis, RA）是一种以对称性多关节炎为主要临床表现的自身免疫性疾病，以关节滑膜慢性炎症、关节的进行性破坏为特征。目前发病原因不明，可能与遗传、免疫、感染、环境等因素有关，该病属于中医风湿病（痹证、痹病）范畴，中医诊断为"尪痹"。

RA 几乎见于世界所有的地区和各种族；目前患病人数约占世界总人口的 1.0%，中国的患病率大约为 0.28-0.4%。RA 可以发生于任何年龄，女性高发年龄为 45 ～ 54 岁，男性随年龄增加而发病率上升，男女罹患本病的比例约为 1：3。

5 西医诊断

5.1 诊断标准

参照 1987 年美国风湿病学会（ARA）分类标准或 2010 年 ACR/EULAR 类风湿关节炎分类标准。

5.2 鉴别诊断

RA 需要与骨关节炎、系统性红斑狼疮、干燥综合征、痛风、银屑病关节炎和强直性脊柱炎等疾病进行鉴别。

5.3　病情评估及疗效评价

5.3.1　疾病活动指数（DAS28）

5.3.2　ACR 反应标准（ACR20/50/70）

5.3.3　简化的疾病活动指数（SDAI）和临床疾病活动指数（CDAI）

5.3.4　美国健康评价问卷（HAQ）

5.3.5　基于患者报告的临床结局量表 --PRO 量表

5.3.6　Sharp 评分（X 线）

5.3.7　MRI 评分系统

5.3.8　关节超声半定量评分标准

6　辨证论治

6.1　风湿痹阻证

6.1.1　诊断

主症：①关节疼痛、肿胀，游走不定；②关节疼痛、肿胀，时发时止。

次症：①恶风，或汗出；②头痛；③肢体沉重。

舌脉：舌质淡红，苔薄白，脉滑或浮。

具备主症两条；或主症一条，次症两条，结合舌脉可诊断。

6.1.2　治法

祛风除湿，通络止痛。

6.1.3　方剂

羌活胜湿汤《内外伤辨惑论》（推荐使用；专家共识）

蠲痹汤《医学心悟》（有选择推荐使用；证据级别：C）

大秦艽汤《素问病机气宜保命集》（有选择推荐使用，专家共识）

6.1.4 中药推荐

羌活，独活，防风，蔓荆子，川芎，细辛，秦艽，桂枝，青风藤，穿山龙，黄芪，海风藤，桑枝，白芍，荆芥，白芷，葛根，乌梢蛇，威灵仙，薏苡仁，茯苓，陈皮。

6.2 寒湿痹阻证

6.2.1 诊断

主症：①关节冷痛，触之不温，皮色不红；②疼痛遇寒加重，得热痛减。

次症：①关节拘急，屈伸不利；②肢冷，或畏寒喜暖；③口淡不渴。

舌脉：舌体胖大，舌质淡，苔白或腻，脉弦或紧。

具备主症两条；或主症一条，次症两条，结合舌脉可诊断。

6.2.2 治法

温经散寒，祛湿通络。

6.2.3 方剂

乌头汤《金匮要略》（推荐使用；证据级别 C）

桂枝芍药知母汤加减《金匮要略》（有选择推荐使用；专家共识）

麻黄附子细辛汤《伤寒论》（有选择推荐使用；专家共识）

6.2.4 中药推荐

制附子，制川乌，桂枝，肉桂，麻黄，细辛，独活，黄芪，淫羊藿，姜黄，防风，鹿角胶，炮姜，五加皮，秦艽，茯苓，薏苡仁，白术，豨莶草，威灵仙，泽泻。

6.3 湿热痹阻证

6.3.1 诊断

主症：①关节肿热疼痛；②关节触之热感或自觉热感。

次症：①关节局部皮色发红；②发热；③心烦；④口渴或渴不欲饮；⑤小便黄。

舌脉：舌质红，苔黄腻或黄厚，脉弦滑或滑数。

具备主症两条；或主症一条，次症两条，结合舌脉可诊断。

6.3.2 治法

清热除湿，活血通络。

6.3.3 方剂

宣痹汤《温病条辨》（推荐使用；证据级别 C）；

当归拈痛汤《兰室秘藏》（推荐使用；证据级别 C）；

二妙散《丹溪心法》（推荐使用；专家共识）。

6.3.4 中药推荐

金银花，生地黄，丹皮，黄柏，生石膏，知母，玄参，青蒿，赤芍，白花蛇舌草，土茯苓，苍术，茯苓，猪苓，薏苡仁，绵萆薢，防己，滑石，车前草，桑枝，伸筋草，忍冬藤，青风藤，络石藤，黄芩，黄连，秦艽。

6.4 痰瘀痹阻证

6.4.1 诊断

主症：①关节肿痛日久不消；②关节局部肤色晦暗，或有皮下结节。

次症：①关节肌肉刺痛；②关节僵硬变形；③面色黧黑；④唇暗。

舌脉：舌质紫暗或有瘀斑，苔腻，脉沉细涩或沉滑。

具备主症两条；或主症一条，次症两条，结合舌脉可诊断。

6.4.2 治法

化痰通络，活血行瘀。

6.4.3 方剂

双合汤《万病回春》（推荐使用；专家共识）。

6.4.4 中药推荐

薏苡仁，当归，丹参，鸡血藤，陈皮，骨碎补，川牛膝，皂刺，半夏，独活，胆南星，僵蚕，地龙，白芥子，桃仁，红花，莪术，全蝎，土鳖虫，络石藤，土贝母，苍术，徐长卿，川芎。

6.5　瘀血阻络证

6.5.1　诊断

主症：①关节刺痛，疼痛部位固定不移；②疼痛夜甚。

次症：①肢体麻木；②关节局部色暗；③肌肤甲错或干燥无泽。

舌脉：舌质紫暗，有瘀斑或瘀点，苔薄白，脉沉细涩。

具备主症两条；或主症一条，次症两条，结合舌脉可诊断。

6.5.2　治法

活血化瘀，通络止痛。

6.5.3　方剂

身痛逐瘀汤《医林改错》（推荐使用；证据级别：C）；

桃红饮《类证治裁》卷五（有选择推荐使用；专家共识）。

6.5.4　中药推荐

川芎，乌梢蛇，蜈蚣，鸡血藤，桃仁，没药，红花，丹参，当归，地龙，水蛭，姜黄，全蝎，土鳖虫，穿山龙，伸筋草，蜂房，莪术，僵蚕，赤芍，三七，血竭。

6.6　气血两虚证

6.6.1　诊断

主症：①关节痠痛或隐痛，伴倦怠乏力；②面色不华。

次症：①心悸气短；②头晕；③爪甲色淡；④食少纳差。

舌脉：舌质淡，苔薄，脉细弱或沉细无力。

具备主症两条；或主症一条，次症两条，结合舌脉可诊断。

6.6.2　治法

益气养血，通经活络。

6.6.3　方剂

黄芪桂枝五物汤《金匮要略》（推荐使用；证据级别：C）；

十全大补汤《太平惠民和剂局方》（推荐使用，专家共识）；

归脾汤《妇人良方》（有选择推荐使用；证据级别：C）。

6.6.4 中药推荐

生地黄，熟地黄，鸡血藤，当归，白芍，黄芪，党参，白术，茯苓，黄精，穿山龙，阿胶。

6.7 肝肾不足证

6.7.1 诊断

主症：①关节疼痛，肿大或僵硬变形；②腰膝酸软或腰背酸痛。

次症：①足跟痛；②眩晕耳鸣；③潮热盗汗；④尿频，夜尿多。

舌脉：舌质红，苔白或少苔，脉细数。

具备主症两条；或主症一条，次症两条，结合舌脉可诊断。

6.7.2 治法

补益肝肾，蠲痹通络。

6.7.3 方剂

独活寄生汤《备急千金要方》（推荐使用；证据级别：B）；

三痹汤《校注妇人良方》（推荐使用；证据级别：C）；

虎潜丸《丹溪心法》（有选择推荐使用，证据级别：D）。

6.7.4 中药推荐

熟地，仙茅，淫羊藿，肉苁蓉，补骨脂，牛膝，桑寄生，杜仲，续断，骨碎补，龟板胶，鹿衔草，巴戟天，狗脊，千年健，枸杞子，制首乌，女贞子，旱莲草，山茱萸。

6.8 气阴两虚证

6.8.1 诊断

主症：①关节肿大伴气短乏力；②肌肉酸痛，口干眼涩。

次症：①自汗或盗汗；②手足心热；③形体瘦弱，肌肤无泽；④虚烦多梦。

舌脉：舌质红或有裂纹，苔少或无苔，脉沉细无力或细数无力。

具备主症两条；或主症一条，次症两条，结合舌脉可诊断。

6.8.2 治法

养阴益气，通络止痛。

6.8.3 方剂

四神煎《验方新编》（推荐使用；证据级别：B）。

6.8.4 中药推荐

黄芪，党参，白术，生地黄，山茱萸，太子参，白芍，山药，薏苡仁，石斛，麦冬，北沙参。

7 现代方剂推荐

本指南推荐了具有循证医学证据的现代方剂：

7.1 清热活血方

主要由金银花、土茯苓、丹参、莪术、生黄芪、萆薢、青风藤等组成，主要用于 RA 湿热瘀阻证，临床研究证实该方药能降低 RA 疾病活动度，降低 ESR、CRP 等指标（推荐使用；证据级别：B）。

7.2 健脾化湿通络方（新风胶囊）

主要由生黄芪，薏苡仁，雷公藤，蜈蚣组成，在减轻 RA 患者关节疼痛、缓解晨僵等方面具有一定疗效（推荐使用；证据级别：B）。

7.3 羌活地黄汤

主要由羌活、生地黄、黄芩、制川乌、制附子、金雀根、羊蹄根等药组成，可用于 RA 的辨病治疗（有选择推荐使用；证据级别 B）。

7.4 四妙消痹汤

主要由金银花、当归、玄参、甘草、白花蛇舌草、山慈菇、豨莶草、虎杖、土茯苓、白芍、威灵仙、萆薢等组成，能改善患者症状、体征，降低中医证候积分、DAS28 评分，主要用于 RA 湿热痹阻证（有选择推荐使用；证据级别：B）。

7.5　痹速清合剂

主要由金银花、土茯苓、黄柏、北豆根、土贝母、红藤、蜂房、丹皮、赤芍、白芍、薏苡仁等药物组成，能缓解关节症状、改善中医证候及部分实验室指标，主要用于 RA 湿热痹阻证（有选择推荐使用；证据级别：B）。

7.6　清络饮

主要由苦参、青风藤、萆薢、黄柏等药物组成，能降低 RA 患者晨僵时间、关节压痛指数、关节肿胀指数及疼痛 VAS 评分，主要用于 RA 湿热痹阻证（有选择推荐使用；证据级别：C）。

7.7　益气养血通络方

主要由黄芪，白术，茯苓，当归，白芍，川芎，熟地，鸡血藤，续断，牛膝，桑寄生，秦艽等药组成，可用于 RA 伴有贫血的患者治疗（有选择推荐使用；证据级别：C）。

7.8　补肾祛寒治尪汤

主要由熟地、川断、淫羊藿、骨碎补、补骨脂、桂枝、白芍、知母、苍术、麻黄、防风、威灵仙、伸筋草、牛膝等药组成，主要用于 RA 肾虚寒盛证的治疗，具有缓解症状、改善关节活动功能，降低 ESR、CRP 的效果，与 MTX 配伍具有协同作用（推荐使用；证据级别：B）。

8　中成药选择

8.1　雷公藤制剂

8.1.1　雷公藤多苷片

雷公藤多苷（TwHF）为中药卫矛科植物雷公藤的提取物，具有抗炎止痛、免疫抑制作用，可用于 RA 的辨病治疗。临床不良反应主要表现为消化道反应，血液系统及生殖系统损害三方面，因此，对于有生育需求的 RA 患者应慎用。用药方法：口服，一次 1–2 片，一日 3 次（推荐使用；证据级别：A）。

8.1.2 昆仙胶囊

昆仙胶囊是由昆明山海棠、淫羊藿、枸杞子和菟丝子提取物所组成的复方制剂，具有抗炎止痛、免疫抑制作用，临床起效较快。由于该药物含有雷公藤，对于有生育需求的 RA 患者应慎用。用药方法：口服，一次 2 粒，一日 3 次。建议饭中服，以减轻胃肠道不良反应，胃肠道不耐受者，可减量服用（推荐使用；证据级别：A）。

8.2 白芍总苷胶囊

白芍总苷（TGP）为中药白芍的提取物，具有抗炎镇痛、免疫调节及对肝细胞的保护作用，常与其他药物联合使用治疗 RA，其主要不良反应为腹泻。用药方法：口服，一次 2 粒，一日 3 次（推荐使用；证据级别：A）。

8.3 正清风痛宁

正清风痛宁是由青风藤提取的青风藤总碱组成，其有效成分青风藤碱具有镇痛、抗炎，抑制肉芽组织增生作用，不良反应为偶见皮肤过敏反应。用药方法：口服，一次 1 至 4 片，一日 3 次（推荐使用；证据级别：B）。

8.4 痹病系列药

痹病系列药是 1983 年 9 月全国第一届痹病学术会议形成的系列处方，并通过国家七五攻关课题组研制而产生。

8.4.1 湿热痹颗粒

湿热痹颗粒由苍术、忍冬藤、地龙、连翘、黄柏、薏苡仁、防风、川牛膝、萆薢、桑枝、防己、威灵仙组成，具有清热利湿的功效，主要用于 RA 湿热痹阻证的治疗。用药方法：开水冲服，每次 1 袋，一日 3 次（推荐使用；证据级别 C）。

8.4.2　寒湿痹片

寒湿痹片由制附子、制川乌、黄芪、桂枝、麻黄、炒白术、当归、白芍、威灵仙、木瓜、细辛、炙甘草组成，具有温阳散寒，祛湿活血的功效，主要用于 RA 寒湿痹阻证的治疗。用药方法：口服，一次 4 片，一日 3 次。因该药含有附子及乌头，均含有乌头碱，心血管疾病患者需慎用，不宜超量服用（推荐使用；证据级别 C）。

8.4.3　尪痹片

尪痹片由生地黄、熟地黄、续断、制附子、独活、骨碎补、桂枝、淫羊藿、防风、威灵仙、皂刺、羊骨、白芍、狗脊（制）、知母、伸筋草、红花组成，具有滋补肝肾，散寒祛湿的功效，主要用于 RA 肝肾亏虚、寒湿痹阻证的治疗。用药方法：口服，一次 4 片，一日 3 次。因该药中有附子，含有乌头碱，心血管疾病患者需慎用，不宜超量服用（推荐使用；证据级别：B）。

8.4.4　瘀血痹胶囊（片）

瘀血痹胶囊由制乳香、威灵仙、红花、丹参、制没药、川牛膝、川芎、当归、姜黄、香附、炙黄芪组成，具有活血化瘀，通络止痛的功效，主要用于 RA 瘀血痹阻证的治疗 [56]。用药方法：口服，一次 6 粒，一日 3 次（推荐使用；证据级别：C）。

8.5　益肾蠲痹丸

益肾蠲痹丸由骨碎补、熟地黄、当归、徐长卿、土鳖虫、僵蚕、蜈蚣、全蝎、蜂房、地龙、炙乌蛇、延胡索、鹿衔草、淫羊藿、寻骨风、老鹳草、鸡血藤、生地黄、虎杖、蓓草组成，具有温补肾阳，益肾壮督，搜风剔邪，蠲痹通络的功效，用于 RA 肾阳不足证或痰瘀痹阻证的治疗，临床不良反应主要表现为胃肠道反应及皮肤瘙痒。用药方法：口服，一次 8 至 12 克，一日 3 次。妇女月经期行经量多时停服；孕妇禁服；过敏体质和湿热偏盛者慎服（推荐使用；证据级别：B）。

8.6 痹祺胶囊

痹祺胶囊由制马钱子、地龙、党参、茯苓、白术、甘草、川芎、丹参、三七、牛膝组成，具有益气养血，祛风除湿，活血止痛的功效，用于 RA 气血不足证。本药含有马钱子，若出现恶心、头晕、口干症状应停止用药。此外，服用该药有血压升高的报道，还可出现胃肠道反应和眩晕。用药方法：口服，一次 1.2 克，一日 2-3 次（有选择推荐使用；证据级别：B）。

8.7 四妙丸

四妙丸由苍术、牛膝、生薏苡仁、黄柏组成，具有清热利湿，活血化瘀的功效，主要用于 RA 湿热痹阻证。用药方法：口服，一次 6g，一日 2-3 次（推荐使用；专家共识）。

8.8 新癀片（含西药成分的中成药）

新癀片由肿节风、三七、人工牛黄、肖梵天花、珍珠层粉、吲哚美辛等组成的中西结合复方制剂，新癀片每片含吲哚美辛 5.76-8.0mg，具有清热解毒，活血化瘀的功效，主要用于 RA 湿热痹阻证。用药方法：口服，一次 2-4 片，一日 3 次；或外用，用冷开水调化，敷患处。因该药含西药吲哚美辛，口服时建议避免与其他非甾体抗炎药联合使用（有选择推荐使用；证据级别：D）。

8.9 通痹胶囊

通痹胶囊由制马钱子、金钱白花蛇、蜈蚣、全蝎、地龙、僵蚕、乌梢蛇、天麻、人参、黄芪、当归、羌活、独活、防风、麻黄、桂枝、制附子、制川乌、薏苡仁、苍术、炒白术、桃仁、红花等药物组成，具有滋补肝肾，祛寒除湿的功效，用于 RA 肝肾亏虚证、寒湿痹阻证。用药方法：饭后服，一次 1 粒，一日 2-3 次。因通痹胶囊含马钱子、朱砂、乌头等成分，故肝肾功能不全者慎用，不宜长期或超量服用（有选择推荐使用；证据级别：C）。

8.10 盘龙七片

盘龙七片由盘龙七、制川乌、制草乌、当归、杜仲、秦艽、铁棒锤、红花、五加皮、牛膝、过山龙、丹参等二十九味药组成，具有活血化瘀，祛风祛湿，消肿止痛的功效，用于 RA 风湿痹阻证、瘀血阻络证。用药方法：一次 3-4 片，一日 3 次。因盘龙七片含有乌头，不宜长期及超量服用，孕妇禁用，心血管病患者需慎用（有选择推荐使用；证据级别：C）。

8.11 祖师麻膏药

祖师麻膏药是一种传统黑膏药，主要成分为祖师麻，具有祛风除湿，活血止痛的功效，用于 RA 风湿痹阻证、寒湿痹阻证。用药方法：外用，温热软化后贴敷于患处（有选择推荐使用；证据级别：C）。

9 外治疗法

9.1 中药外敷法

适用于活动性 RA，症见：关节肿胀、疼痛，或痛有定处，关节屈伸不利，局部发热或皮色发红或暗红。常用药物：包括复方雷公藤外敷剂（由雷公藤、乳香、没药等组成），（推荐使用；证据级别：B）；金黄膏（由大黄、苍术、黄柏等组成），（有选择推荐使用，证据级别：C）。

9.2 中药泡洗或熏蒸法

利用药物煎煮后所产生的蒸汽或泡洗关节局部，通过熏蒸机体达到治疗目的的一种中医外治疗法，适用于 RA 所致的四肢肿胀、疼痛、功能障碍等，可根据证候类型择方用药（推荐使用；专家共识）。

9.3 中药离子导入

适用于 RA 所致的四肢肿胀、疼痛等，能扩张小动脉和毛细血管，改善局部血液循环，可根据 RA 患者证候类型选方用药，具有改善关节疼痛的效果（推荐使用；证据级别：专家共识）。

9.4 针灸疗法

常用穴位：风池、风府、风门、风市、肾俞、足三里、三阴交、内关、公孙。配穴：肩关节取天宗、肩髎、肩贞、肩内阿是穴，肘关节取曲池、尺泽穴，腕关节取阳池、外关、阳溪、腕骨穴，指关节取八邪穴，膝关节取阳陵泉、犊鼻、膝阳关、梁丘穴等（有选择推荐使用；专家共识）。

9.5 针刀疗法

针刀微创治疗能改善类风湿关节炎临床症状，急性期以减张减压，缓解疼痛为主，功能障碍期以松解粘连，解筋结，改善功能为主，针刀能较好地改善 RA 膝关节疼痛及功能评分。（推荐强度：有选择推荐使用；证据级别：C）；其次，对于 RA 腕关节病变亦能较好地改善关节疼痛、晨僵及功能障碍（有选择推荐使用；证据级别：C）。

9.6 中药蜡疗

蜡疗能促进局部血液循环、具有一定镇痛作用，研究表明中药蜡疗可改善关节肿痛、晨僵等症状，具有降低炎症指标的作用（有选择推荐使用；证据级别：C）。

9.7 推拿按摩疗法

可根据各部组织生理病理特点采用相宜的多种按摩手法，推拿按摩配合中药可改善患者疼痛及晨僵症状（有选择推荐使用；证据级别 C）。

9.8 穴位贴敷疗法

按照中医经络学说将药物直接贴敷穴位或阿是穴，亦可按风、寒、湿气的偏重以及病变部位进行配穴。另外，可采用冬病夏治穴位贴敷（推荐使用；证据级别：B）、三九贴敷（推荐使用；证据级别：B）、春秋分穴位贴敷（有选择推荐使用；证据级别：C）等，作为 RA 的辅助治疗。

9.9　穴位注射疗法

根据中医辨证和经络理论，选用中西药物注入有关穴位，能起到减轻疼痛等作用（有选择推荐使用；证据级别：C）。

10　预防调摄

10.1　功能锻炼

类风湿关节炎患者进行适当的功能锻炼，维持和恢复关节的功能，加强肌肉的力量，防止关节变形，并且能促进机体血液循环，改善局部营养状态，有助于病情的缓解。急性期以休息为主，可做一些床上功能锻炼，如关节的屈伸。稳定期逐渐加强肢体功能锻炼，以恢复关节功能（推荐使用；专家共识）。

10.2　心理指导

类风湿关节炎病情缠绵，一些患者关节功能障碍，生活质量降低，导致患者有不同程度的心理障碍，及时有效的心理疏导十分必要。指导和帮助患者正确对待疾病，减轻病人心理上的压力，同时争取患者家属的配合与协助，营造和谐的治疗环境，恢复患者失调的心理，可促进病情好转（推荐使用；专家共识）。

10.3　饮食指导

整体来讲，类风湿关节炎患者无严格饮食禁忌，可多食清淡、易消化食物；加强营养，多食富含维生素食物；同时可适当限制糖、盐的摄入。具体要根据患者的证型进行个体化饮食指导（推荐使用；专家共识）。

10.4　生活起居

类风湿关节炎患者在日常生活中，应注意避风寒湿，居住地应干燥、温暖、向阳，同时注意保暖，多晒太阳，预防感冒（推荐使用；专家共识）。

11 治疗推荐

11.1 推荐 1

类风湿关节炎（尪痹）是一种慢性关节炎，致残率高，目前尚无根治方法；早期诊断、早期规范治疗是病情控制的关键。

11.2 推荐 2

良好的医患沟通是延缓疾病进展的前提和条件，应提高患者对疾病的认识，了解治疗方案，解除患者因精神与经济压力而产生的心理负担，树立战胜疾病的信心。

11.3 推荐 3

治疗应以改善症状和体征，达到临床缓解或降低疾病活动，延缓关节破坏，减少并发症，提高生活质量为目标。

11.4 推荐 4

中医治疗以扶正祛邪，因时因地因人三因制宜为基本原则。辨病、辨证施治是临床治疗的核心。

11.5 推荐 5

证候诊断正确与否是临床用药疗效的关键，诊断要点应抓住主症。在疾病的发生、发展过程中，同一患者在不同阶段可呈现不同证候，具有证候个体化、动态演变的特点，临床除出现单一证候，也可出现两证或三证夹杂等复合证候。

11.6 推荐 6

治疗方案选择应充分考虑患者年龄、体质及生活环境，结合疾病分期、疾病活动度、疾病预后不良因素等进行中医综合治疗方案或中西医联合方案选择。

11.7 推荐 7

治疗全程应对患者进行病情评估，包括四诊信息、疾病活动度、基于病人的报告结局（PRO）、系统性损害等；根据病情活动轻重及对治疗方案的反应每 1 — 3 个月评估一次，根据评估结果进行治疗方案的调整。

11.8 推荐 8

中医治法应根据症状体征表现，或攻或补、或清或温、或攻补兼施、或寒温并用等，内外兼治的综合疗法为最佳治疗方案。

11.9 推荐 9

治疗方案中推荐的方药是依据有效古方及具有循证研究证据的方药，在此基础上可根据症状体征进行加减。中医用药具有地方特色，在药物剂量上没有特别界定，可参考中药药典。

11.10 推荐 10

类风湿关节炎治疗应以辨证用药为主导，若能结合现代药理学研究成果，配伍针对性较强的专用药物，则可明显增强疗效，减轻毒副作用，进一步发挥中医药的优势。

11.11 推荐 11

正虚邪实是本病的基本病机，临床治疗在祛邪同时应注意扶正，即祛邪不宜攻伐过猛，以免损伤正气；且扶正不宜峻补，以防邪气壅滞。

11.12 推荐 12

瘀血作为病理产物贯穿于本病的始终，可采用活血化瘀、通络止痛治疗，活血药复方、单味药及注射剂对改善本病瘀血证候具有起效快、疗效好的优势，但临床要根据活血药的不同药性进行选用。

11.13 推荐 13

久病入络，病情顽固持久者，可配伍藤类药物、虫类药物搜风通络。脾胃失调、湿邪为患是本病病情迁延难愈的重要病因，加之长期药物治疗更易伤及脾胃，因此治疗全程应注重健脾祛湿、顾护脾胃。

11.14　推荐 14

临床应用药性竣猛、毒副作用较强的中药时，应注意合理使用，密切观察药物的不良反应，降低药物毒副作用。

11.15　推荐 15

达到临床缓解或低疾病活动时，减停药物应在医生指导下进行，中药适合长期维持治疗，可以调和脏腑气血阴阳，减少疾病复发。

11.16　推荐 16

治疗全程应重视用药安全性监测，建议每 1~3 月检查血尿常规、肝肾功能，关注心肺变化。在疾病全过程中应在医生指导下开展关节康复功能训练，保持关节功能。

11.17　推荐 17

基于治未病理念的三伏贴、三九贴、春秋分穴位贴敷，膏方等治疗可改善症状、减少疾病复发。

11.18　推荐 18

预防调摄应遵循未病先防、既病防变、瘥后防复的原则，顺应四时节气正确指导患者生活起居、饮食宜忌和情志调摄等，提高机体的抗病能力，延缓疾病的进展。

12　指南的制定方法

12.1　制定计划书

计划书主要包括以下几个方面：指南制定的背景，原理，目的和目标，适用人群和范围，项目组成员和顾问团队，构建临床问题，系统评价实施步骤，证据评价和推荐体系，撰写人员和指南体例要求，外审流程，公示方式，更新计划等。

12.2　指南临床问题的构建

通过制作问卷、访谈、会议等形式分析目前西医诊疗方案、流程，发现目前治疗中存在的问题、不足、待优化之处，提出中医药可以单独或目前治疗方案联合应用发挥治疗优势的疾病分期等，通过向工作在临床一线的主任医师、副主任医师、主治医师、住院医师及博士生等发放调查问卷，整理形成第一轮临床问题。本指南通过第一轮调查问卷，合并表述相近或内涵相似的临床问题，得出45个临床问题。通过进一步整理合并，结合临床实践，采访中西医风湿病专家及指南顾问，形成28个临床问题，由工作在临床一线的风湿病专家对临床问题按重要程度进行打分，并对相关临床问题进行专家讨论，确定共识，最终确定15个作为本指南主要研究的临床问题。

临床问题的构成应用国际上通用的 PICO 方式，P− 研究对象：类风湿关节炎患者；I− 干预措施：目前国内外中医药治疗类风湿关节炎的常用方式及手段，包括中药汤剂、单味药、中药单体、穴位贴敷、针灸疗法、推拿按摩疗法、中药泡洗或熏蒸疗法法、针刀疗法、膏方、蜡疗、中药外敷疗法、穴位注射疗法、中药离子导入等；C− 对照措施：西医常规治疗措施，使用甲氨蝶呤、来氟米特、硫酸羟氯喹、柳氮磺吡啶等免疫抑制剂单用或联合使用；O− 结局指标：类风湿关节炎的疾病活动情况（DAS28）；类风湿关节炎的临床缓解率（ACR20、ACR50、ACR70）；类风湿关节炎的致残率；药物相关不良反应等。

12.3 文献检索、筛选、评价

12.3.1 文献检索的方式

包括电子检索和手工检索。手工检索：古籍文献，重要的过期期刊，以及发布的标准化文件和出版物。电子检索：相关文献数据库。

12.3.2 确定文献检索来源

指南的循证医学证据来源主要为国内外常用的医学数据库和业内公认的、权威的医学文献资料。用于证据检索的中文数据来源主要有：中国期刊全文数据库（CNKI）、中文科技期刊数据库（维普）、万方医学数据库（WANFANG MED）、中国生物医学文献数据库（Sinomed）；

外文数据库主要有：MEDLINE、美国国立指南库 (NGC) 用于相关指南的检索、考克蓝图书馆 (Cochrane Library) 用于系统综述、meta 分析等文献的检索。

缺乏循证医学证据支持，或无法采用循证医学证据分级方法推荐的临床问题文献检索内容为：已公开发布的"指南"、"共识"、"临床路径"、"古今专家经验"、"病例报告"、"病例系列"等与此问题相关的中医药推荐意见。

12.3.3　确定检索策略

确定检索词：检索词主要分为三大类：1. 疾病相关的检索词，包括 ICD–10 中公布的规范的西医病名，与之对应的所有西医临床惯用名，如类风湿关节炎、类风湿性关节炎、类风湿等，与之对应的中医病名、中医临床惯用名，如尪痹、痹病、历节等；2. 干预措施相关的检索词，需全面检索中医药单独或联合作为应用作为干预措施的文献，如中西医结合、中药治疗、中成药治疗、降低疾病活动度等；3. 研究类型相关的检索词：包括系统综述、Meta 分析、随机对照试验、非随机对照试验、观察性研究等相关的检索词。

确定检索路径：进行了主题词标引的数据库采取主题词与自由词联合检索；未进行主题词标引的数据库，可以采用高级检索或主题检索的方式（含标题、关键词、摘要）进行检索。检索词之间通过布式检索的方式进行组合。

明确检索时间：检索自建库以来的所有类风湿关节炎的相关文献及部分相关古代文献。

12.3.4　文献纳入、排除标准

纳入标准：①明确诊断为类风湿关节炎，诊断标准为 1987 年 ARA 或 2010 年 ACR/EULAR 分类标准；②干预措施为中医药疗法，包括中药汤剂、单味药、中药单体、中医非药物疗法等单用或与西药联合应用；③对照措施为西药免疫抑制剂单用或联合使用；④既往颁

布的 RA 指南、诊疗规范、临床路径等；④ RA 治疗的系统综述、meta 分析；⑤研究设计类型：不做限定。

　　排除标准：干预措施和对照措施均为中医药疗法。

12.4　文献质量评价

　　为保证评价结果的客观、公正，采取"分别评价、一致通过、存疑讨论"的办法进行文献质量的评估。每篇文献由 2 人分别进行单独评价，如果二者评价的结果一致，则按照二者共同的评价结果进行文献质量评估登记；如果二者评价结论不同，并在讨论后仍然未能达成一致意见，则作为质量存疑文献，在课题组工作会议上集体讨论决定。最后形成制作指南推荐意见决策表和证据质量总结表。基于证据，召开四轮专家会议，依照德菲尔法形成专家共识，最终成为推荐意见。

12.5　专家共识的实施

　　遴选的共识成员包括风湿病临床一线专家：中医医师、西医医师、中西医结合医师；方法学专家：循证医学专家；患者 1 名；医疗管理人员 3 名；药学专家 1 名；护理人员 1 名。

　　根据文献证据，制作指南推荐意见调查表，采用面对面专家打分法，逐条确定推荐意见及强度，在共识过程中，凡是对某项治疗措施推荐人数超过总人数的80%，则为推荐使用；推荐人数在＞60%且≤80%，则为有选择推荐使用。

　　本指南最终进行了 201 人次的调研，通过四轮德尔菲法共识问卷调研结合面对面共识会议法达成指南的共识内容。根据文献证据，制作指南推荐意见决策表和证据质量总结表，采用面对面专家打分法，逐条确定推荐意见和强度，将多元化的决议进行整合。

　　专家共识的实施：第一轮主要针对指南的内容进行评价；第二轮主要对基于证据评价的所有治疗措施进行评价；第三轮主要针对药物的适用范围进行评价；第四轮治疗策略进行评价。经过四轮德尔菲法，以及广泛征求意见之后，达成专家共识。

12.6 采用的指南制定证据级别和推荐强度标准

本《指南》采用卫生系统中证据推荐分级的评估、制定与评价（grading of recommendations assessment,development and evaluation, GRADE），即 GRADE 标准。GRADE 评价结果显示，由于所纳入的研究之间异质性过大，无法进行 meta 分析，故只进行了单一研究的 GRADE 评价分析，对于 GRADE 的五条降级因素，除"不一致性"无法适用外，其他条目均进行了评价。研究最终有三个证据质量评价结果为"A"，其他均为 B 级、C 级、D 级。通过专家共识，建议 RA 推荐证候分为 8 型：风湿痹阻、寒湿痹阻、湿热痹阻、痰瘀痹阻、瘀血阻络、气血两虚、肝肾不足、气阴两虚。

12.7 指南的评审和咨询过程

指南草案经指南制定工作组讨论、修改，形成指南征求意见稿后，向本指南顾问委员会征询意见，并组织了 4 次专家论证会，广泛征求临床一线医师、方法学专家、患者、医疗管理人员、护理人员的意见，并进行了面对面访谈。于 2017 年 6 月在中华中医药学会网站开展了为期 2 周的公开征求意见。征求意见稿修订后，中华中医药学会组织专家审查，进一步完善为指南报批稿，报送中华中医药学会审批、发布。

12.8 指南的推广应用

推广对象：全国各级医院中具有风湿病专科的单位及从事风湿病诊疗工作的医务人员。

推广模式：在中华中医药学会领导下，由中华中医药学会风湿病分会统一部署，依托各省市中医药学会风湿病专业委员开展类风湿关节炎病证结合诊疗指南的推广工作；成立《类风湿关节炎病证结合诊疗指南》专家宣讲团，并对参与宣讲的专家进行统一培训，确保宣讲专家深入理解指南内容，并能结合临床诊疗实际，正确解读指南；由风湿病分会组织专家，针对类风湿关节炎的辨证诊疗难点、治疗方案、中成药使用、治疗策略等，统一制作指南宣讲的幻灯片；借助全国及各省市中医药学会组织的学术年会、研讨会、培训班，并充分利用社会力量，进行指南的推广工作。

12.9　指南的更新

根据《中华中医药学会团体标准管理办法》，拟2～3年更新，更新的内容取决于指南发布后，新的研究证据的出现，证据变化对指南推荐意见的影响。

常用方剂组成

羌活胜湿汤《内外伤辨惑论》：羌活　独活　藁本　防风　甘草　川芎　酒洗　蔓荆子

蠲痹汤《医学心悟》：秦艽　羌活　独活　乳香　木香　桂心　川芎　当归　桑枝　甘草　海风藤

大秦艽汤《素问病机气宜保命集》：秦艽　甘草　川芎　当归　白芍　细辛　川芎　羌活　防风　黄芩　石膏　白芷　白术　生地黄　熟地黄　白茯苓　川独活

乌头汤《金匮要略》：川乌　麻黄　芍药　炙黄芪　甘草

桂枝芍药知母汤《金匮要略》：桂枝　芍药　甘草　麻黄　生姜　白术　知母　防风　附子

黄芪桂枝五物汤《金匮要略》：黄芪　桂枝　芍药　生姜　大枣

麻黄附子细辛汤《伤寒论》：麻黄　细辛　炮附子

宣痹汤《温病条辨》：防己　杏仁　滑石　连翘　山栀　薏苡仁　半夏　晚蚕砂　赤小豆

当归拈痛汤《兰室秘藏》：羌活　防风　升麻　葛根　白术　苍术　当归身　人参　甘草　苦参（酒浸）　黄芩（炒）　知母（酒洗）　茵陈（酒炒）　猪苓　泽泻

二妙散《丹溪心法》：黄柏（炒）　苍术（米泔浸炒）

双合汤《万病回春》：桃仁　红花　甘草　当归　白芍　陈皮　白芥子　半夏　生地黄　茯苓　生姜

身痛逐瘀汤《医林改错》：秦艽　川芎　桃仁　红花　甘草　羌

活　没药　当归　灵脂　香附　牛膝　地龙

当归四逆汤《伤寒论》：当归　桂枝　芍药　细辛　通草　大枣　炙甘草

桃红饮《类证治裁》：桃仁　红花　川芎　当归尾　威灵仙

十全大补汤《太平惠民和剂局方》：人参　肉桂（去粗皮．不见火）　川芎　地黄（洗酒．蒸．焙）　茯苓（焙）　白术（焙）　甘草（炙）　黄芪（去芦）　川芎　当归（洗．去芦）　白芍

归脾汤《妇人良方》：人参　黄芪　炒白术　茯神　炙甘草　当归　龙眼肉　炒枣仁　远志　木香　生姜　大枣

独活寄生汤《备急千金要方》：独活　桑寄生　杜仲　牛膝　细辛　秦艽　茯苓　肉桂心　防风　川芎　人参　甘草　当归　芍药　干地黄

三痹汤《校注妇人良方》：独活　秦艽　川芎　熟地黄　白芍　肉桂　茯苓　防风　细辛　当归　杜仲　牛膝　甘草　人参　黄芪　续断　生姜

二仙汤《妇产科学》：仙茅、淫羊藿（仙灵脾）、当归、黄柏、巴戟天、知母

虎潜丸《丹溪心法》：黄柏（酒炒）　龟板（酒炙）　知母（酒炒）　熟地黄　陈皮　白芍　锁阳　虎骨（炙）干姜

四神煎《验方新编》：生黄芪　远志肉　牛膝　石斛　金银花

图书在版编目（CIP）数据

类风湿关节炎患者教育与就医指南 / 张剑勇，李博，罗新乐主编.
--北京：华夏出版社有限公司，2021.4
ISBN 978-7-5222-0120-7

Ⅰ.①类…　Ⅱ.①张…　②李…③罗…　Ⅲ.①类风湿性关节炎—诊疗—指南　Ⅳ.①R593.22-62

中国版本图书馆 CIP 数据核字（2021）第 024168 号

类风湿关节炎患者教育与就医指南

主　　编　张剑勇　李　博　罗新乐
责任编辑　梁学超　韦　科
责任印制　顾瑞清

出版发行　华夏出版社有限公司
经　　销　新华书店
印　　刷　三河市少明印务有限公司
装　　订　三河市少明印务有限公司
版　　次　2021 年 4 月北京第 1 版
　　　　　2021 年 4 月北京第 1 次印刷
开　　本　670×970　1/16
印　　张　16
字　　数　207 千字
定　　价　59.00 元

华夏出版社有限公司　地址：北京市东直门外香河园北里 4 号　邮编：100028
网址：www.hxph.com.cn　电话：（010）64663331（转）
若发现本版图书有印装质量问题，请与我社营销中心联系调换。